HANDBUCH DER EXPERIMENTELLEN PHARMAKOLOGIE

BEGRÜNDET VON A. HEFFTER

FORTGEFÜHRT VON W. HEUBNER

ERGÄNZUNGSWERK

HERAUSGEGEBEN VON

O. EICHLER UND A. FARAH

PROFESSOR DER PHARMAKOLOGIE
AN DER UNIVERSITÄT HEIDELBERG

PROFESSOR DER PHARMAKOLOGIE
AN DER STATE UNIVERSITY OF NEW YORK

ELFTER BAND

LOBELIN UND LOBELIAALKALOIDE

VON

W. GRAUBNER UND G. PETERS

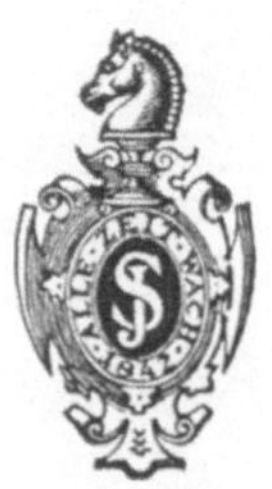

Springer-Verlag Berlin Heidelberg GmbH

1955

LOBELIN

UND
LOBELIAALKALOIDE

VON

W. GRAUBNER UND G. PETERS

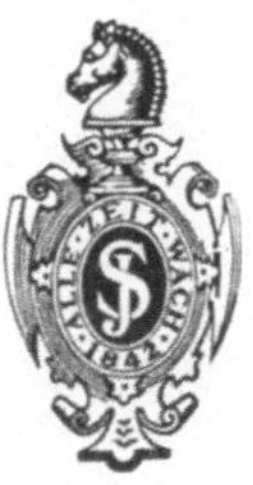

Springer-Verlag Berlin Heidelberg GmbH

1955

ISBN 978-3-662-31694-8   ISBN 978-3-662-31693-1 (eBook)
DOI 10.1007/978-3-662-31693-1

BRÜHLSCHE UNIVERSITÄTSDRUCKEREI GIESSEN

Vorwort der Herausgeber.

Die Pharmakologie beschäftigt sich in erster Linie mit der Wirkung chemischer Substanzen auf unverletzte Lebewesen und auf Fermentsysteme. Daraus ergibt sich, daß ihre Resultate in tausend Einzelheiten zerflattern. Es ist notwendig, sie zu sammeln, um die Gesamtheit der erzielten Ergebnisse zu einem Bilde zu vereinigen. Diese Aufgabe kann nicht durch Jahresberichte oder Reviews gelöst werden.

Eine zusammenfassende Darstellung des gesamten vorliegenden Materials erfolgte im Hauptwerk des HEFFTER-HEUBNERschen Handbuches der experimentellen Pharmakologie in Form systematisch geordneter monographischer Abhandlungen aller Stoffgruppen. Das Ergänzungswerk führt das Prinzip der monographischen Abhandlung fort, die einzelnen Beiträge erscheinen jedoch in ungezwungener Reihenfolge je nach Notwendigkeit der Neubearbeitung eines Themas.

Man könnte die Frage aufwerfen, ob es nicht besser wäre, ein neues Handbuch zu begründen, wie seinerzeit das Handbuch der Physiologie von HERMANN durch das von BETHE-EMBDEN abgelöst wurde. Es zeigt sich hier jedoch ein grundlegender Unterschied zwischen der Physiologie und der Pharmakologie. Die Befunde der Physiologie veralten mit dem Fortschritt der Methodik, bei der Pharmakologie ist das nie ganz der Fall. Mögen auch die Methoden veralten, so doch nicht die Befunde. Im Verein mit der chemischen Forschung werden Substanzgruppen pharmakologisch untersucht, die später kaum wieder geprüft werden. So wurden die Derivate des Chinins, der Salicylsäure, des Pyrazolons, des Cocains, der Narkotica und viele andere mehr seinerzeit in großem Umfang getestet, ohne daß die Kenntnis dieser Befunde heute überflüssig wäre, denn die früheren primitiven Untersuchungsmethoden bilden auch heute noch den Ausgangspunkt für die Untersuchung neuer Substanzen. Die Neubearbeitung eines Themas kann und muß sich also auf frühere Experimente stützen, ohne daß es möglich wäre, sie in ganzem Umfang in eine neue Darstellung einzuarbeiten.

Aus dieser Sachlage ergibt sich der Zwang, durch Ergänzungen das Handbuch bis an die letzten Ergebnisse der Forschung heranzuführen. Ebenso werden Themen behandelt werden müssen, die bei der Drucklegung des Hauptwerkes noch gar nicht existierten, z. B. die Antihistaminica, die Sterine, Sulfonamide, Polypeptide usw.

Mit diesen Werken soll der Forscher ein unentbehrliches Instrument erhalten. Wer im Laboratorium tätig ist, muß den Autoren dankbar sein, die die Mühe der Sammlung, Sichtung und Kritik selbstlos auf sich genommen haben, um dem Experimentator die Arbeit zu erleichtern. „Die Bibliotheken sind das Gedächtnis der Menschheit". Wem wird das bei der Breite des heutigen Wissens und dem immer zunehmenden Erfahrungsschatz nicht einleuchten ?

Heidelberg und Syracuse [New York], Herbst 1954.

OSKAR EICHLER   ALFRED FARAH

Vorwort.

Eine Neubearbeitung des Kapitels „Lobelin und Lobeliaalkaloide" im Rahmen des Handbuches der experimentellen Pharmakologie war seit längerer Zeit erforderlich, da die Mehrzahl der Untersuchungen über dieses Gebiet nach dem Abschluß der Darstellung von W. E. DIXON im Hauptwerk dieses Handbuchs im Jahr 1924 durchgeführt wurde. Es mag zunächst merkwürdig erscheinen, daß eine solche Darstellung zu einem Zeitpunkt erfolgt, zu dem das therapeutische Interesse an Lobelin und den ihm nahestehenden Pharmaka sehr gering ist. Ein Blick auf das Literaturverzeichnis — und auch auf den Inhalt der vorliegenden Darstellung — zeigt aber, daß das Interesse der experimentell-pharmakologischen Forschung an Lobelin und an den nicotinähnlichen Pharmaka im allgemeinen nicht nur nicht erlahmt, sondern gerade in den letzten Jahren neu erwacht ist. Es ist durchaus möglich, daß dieses neu erwachte Interesse auf theoretischem Gebiet den Auftakt zu neuen therapeutischen Anwendungen der Heilmittel der Nicotingruppe geben wird, wenn auch Anzeichen in diesem Sinn zur Zeit noch nicht vorliegen.

Wir haben versucht, in der vorliegenden Darstellung einen möglichst gedrängten Überblick über die sehr zahlreichen Untersuchungen auf dem behandelten Gebiet zu geben. Trotzdem erschien uns in diesem Zusammenhang eine Darstellung der Funktion der Chemoreceptoren der arteriellen Blutbahn vom pharmakologischen Standpunkt aus unentbehrlich. Wenn wir bei dieser Darstellung zu Ergebnissen gekommen sind, die von der vorherrschenden Lehrmeinung abweichen, so möchten wir den Leser bitten, diese abweichenden Meinungen eher als Diskussionsgrundlage als als Festlegung eines Gegendogmas zu betrachten.

Die Schwierigkeiten der Auswertung und Beurteilung experimenteller Beobachtungen und Arbeiten aus einer Zeit, in der auf Kontrollen — und auf statistische Auswertung von Versuchsergebnissen — noch recht wenig geachtet wurde, sind jedem gegenwärtig, der öfter versucht hat, aus widersprechenden Befunden in der älteren Literatur Schlüsse zu ziehen. Wir müssen daher den Leser bei der Beurteilung mancher Abschnitte unserer Darstellung um Nachsicht bitten.

Wir waren bestrebt, die sehr umfangreiche Literatur bis zum Ende des Jahres 1953 möglichst vollständig zu berücksichtigen. Klinische Arbeiten haben dabei in die Besprechung und in das Literaturverzeichnis nur dann Aufnahme gefunden, wenn sie entweder genügend quantitative Angaben enthalten, um als pharmakologische Beobachtungen am gesunden oder kranken Menschen betrachtet werden zu können, oder wenn sie Beobachtungen über bestimmte Wirkungen der besprochenen Alkaloide bringen, die bisher von der experimentellen pharmakologischen Forschung noch nicht näher untersucht worden sind. Arbeiten aus dem Jahre 1954 wurden dann im Text besprochen, wenn sie einem von uns bis zum Zeitpunkt der Abfassung dieses Vorworts zur Kenntnis gekommen sind.

Wir widmen dieses Bändchen in Verehrung Herrn Professor Dr. med. ERICH FRANK, Direktor der 2. Medizinischen Klinik der Universität Istanbul, zu seinem 70. Geburtstag am 28. 6. 1954.

Zu Dank verpflichtet sind wir Herrn Professor E. ROTHLIN, Basel, für die Überlassung von Literatur aus der Bibliothek der Sandoz AG Basel, Herrn Professor

O. Eichler, Heidelberg, für Vermittlung und für technische Ratschläge, Frau Professor Gertrud Woker, Bern, für die Ermöglichung der Einsicht in die Korrekturfahnen des zum Zeitpunkt der Abfassung dieses Beitrags noch nicht erschienenen Lobeliaalkaloid-Kapitels im 2. Band ihres Buches (s. Literaturverzeichnis), Herrn Dr. H. Wick, Ingelheim, und Herrn Dr. med. vet. O. Kern, Ingelheim, für die Genehmigung zur Verwertung noch nicht veröffentlichter Befunde, Herrn Dr. O. Thomä, Ingelheim, für Erklärungen über die Chemie der Lobeliaalkaloide, Herrn G. Seidel, Ingelheim, für die Überarbeitung und Überprüfung des Literaturverzeichnisses, und Frl. Gisela Brötje, Bingen, für ihre Hilfe bei der Auswertung der Literatur, der Zusammenstellung des Sach- und Autorenverzeichnisses sowie dem Schreiben des Manuskripts. — Besonders danken möchten wir Herrn Dr. H. Lüllmann, Mainz, und Herrn Dr. H. Wick, Ingelheim, für die kritische Lektüre des Manuskripts und für Verbesserungsvorschläge.

Mainz, im September 1954

Georg Peters Walther Graubner

Einteilung.

Seit der Isolierung von Lobelin aus Rohextrakten von Lobelia inflata durch
HEINRICH WIELAND im Jahr 1916 (HEINRICH WIELAND 1921) ist dieses Rein-
alkaloid von zahlreichen Forschern pharmakologisch und klinisch aufs gründ-
lichste untersucht worden. Es liegt daher heute darüber ein so großes Tatsachen-
material vor, daß es zweckmäßig erscheint, in der vorliegenden Darstellung vom
herkömmlichen Plan der Übersichten über dieses Kapitel (W. E. DIXON 1924;
R. JOYEUX 1938 u. a. m.) abweichend zunächst die Wirkungen des kristallisierten
L-α-Lobelins ausführlich zu erörtern. Diese Umstellung erlaubt es gleichzeitig, die
durch die bedauerliche, nachträglich aber nicht mehr zu beseitigende Verwendung
des Wortes Lobelin zur Bezeichnung mehr oder minder unreiner Gesamtalkaloid-
präparate als Lobelia inflata entstandene Verwirrung zu beseitigen: Die Wirkung
dieser verschiedenen „Lobeline" soll hier an der ihr zukommenden Stelle, nämlich
bei den Wirkungen verschiedener galenischer Präparate aus der Droge Lobelia
inflata besprochen werden.

Im Anschluß an die Pharmakologie des Lobelins sollen die meist viel weniger
genau bekannten Wirkungen der bisher isolierten nnd chemisch definierten Nebenalkaloide der Lobelia inflata — und anderer Lobelia-Arten — besprochen werden.
Das bis dahin dargelegte experimentelle — und teils auch klinische Material wird
dann erlauben, die Wirkungen der galenischen Zubereitungen aus Lobelia inflata
und anderen Lobelia-Arten zu analysieren und im Rahmen des Möglichen auf die
Wirkungen der bekannten Alkaloide zurückzuführen. An dieser Stelle — bei der
Besprechung der Lobelia inflata — mag dann eine ganz kurzgefaßte historische
Darstellung der therapeutischen Anwendung dieser heute obsoleten Heilpflanze
ihren Platz finden. Die Besprechung der Wirkungen der Droge und der daraus
gewonnenen Gesamtalkaloide darf unseres Erachtens trotz des obsoleten Charak-
ters dieser Präparate schon deshalb nicht unterbleiben, weil sich nie voraussagen
läßt, ob nicht im Laufe der weiteren Entwicklung einzelne der uns jetzt weder
besonders aktuell noch besonders interessant erscheinenden Befunde wieder auf-
gegriffen und in uns noch unbekannte Richtungen weiterentwickelt werden. —
Ein letztes Kapitel des vorliegenden Beitrags wird sich mit den — bisher aus
kommerziellen Gründen wenig zahlreichen (K. WARNAT 1936) — synthetischen
und halbsynthetischen Lobeliaalkaloidderivaten und Lobelinersatzmitteln beschäftigen.

Lobelin.

Chemie.

Das von HEINRICH WIELAND im Jahre 1916 (H. WIELAND 1921) auf Grund der guten
Löslichkeit seines Chlorhydrats von Begleitbasen und harzigen Substanzen getrennte und
zum ersten Male rein dargestellte Lobelin ist eine einsäurige Base der Summenformel $C_{22}H_{27}O_2N$
(HEINRICH WIELAND, O. DRAGENDORFF 1929). Der Schmelzpunkt der Base liegt bei 130 bis
131°. Sie ist in Wasser und Petroläther schwer löslich, löst sich dagegen sehr gut in Chloroform und etwas weniger gut in Äther, heißem Benzol oder heißem Alkohol. Sie bildet eine
Reihe gut kristallisierender Salze, von denen das Chlorhydrat das am besten lösliche und das
am meisten gebrauchte Salz ist; etwas weniger gut löslich ist das Bromid, noch etwas weniger
gut löslich das Nitrat und das Sulfat. — Lobelinchlorhydrat ist ein weißes, kristallisiertes,

geruchloses Pulver von bitterem Geschmack, das auf der Zunge ein vorübergehendes Taubheitsgefühl hervorruft (Pharmacop. internat. 1951, D.A.B. 1947, Pharmacop. Dan. 1948, Pharmacop. Helv. 1941, Svenska Pharmacop. 1946, Pharmacop. Portug. 1946, Pharmacop. franç. 1949). Dem Gewicht nach enthält es 90,25% Lobelinbase und 9,75% HCl. Lobelinchlorhydrat löst sich sehr leicht in Chloroform, in 40 T. Wasser (Pharmacop. internat. 1951, D.A.B. 1947), in 10 T. 95%igen Alkohols, dagegen schlecht in Äther. Der Schmelzpunkt liegt um 180°. — Die Bezeichnung Lobelinchlorhydrat wurde vor allem in der älteren pharmakologischen Literatur oft als Synonym des Ausdrucks Chlorhydrat des kristallisierten Lobelins gebraucht und dann in Gegensatz gestellt zu ,,Lobelinsulfat'', worunter in den frühen zwanziger Jahren meist ein unreines Gemisch der Sulfate der Gesamtalkaloide aus Lobelia inflata verstanden wurde.

Lobelin und Lobelinchlorhydrat sind optisch aktiv: sie drehen das polarisierte Licht nach links. Die spezifische Drehung beträgt $[\alpha]_D^{20°} = -57,0 \pm 1,0°$ (Pharmacop. franç. 1949, Pharmacop. Helv. 1941). Die Base wird daher auch als L-Lobelin bezeichnet. Neben L-Lobelin kommt in Extrakten aus Lobelia inflata auch racemisches oder racemisiertes Lobelin vor, das ursprünglich (HEINRICH WIELAND 1921) für ein Nebenalkaloid gehalten und mit dem Namen Lobilidin belegt worden war, aber schließlich (HEINRICH WIELAND, E. DANE 1929) als D,L-Lobelin erkannt wurde, aus dem sich durch Behandlung mit D-Weinsäure — das L-Lobelin-D-Tartrat ist schwer wasserlöslich — L-Lobelin gewinnen läßt. Reines D-Lobelin ist bis heute nicht isoliert worden: Die wenigen Beobachtungen über Wirkungsunterschiede zwischen L-Lobelin und D,L-Lobelin sollen bei der Besprechung der Nebenalkaloide Erwähnung finden.

Sehr schwierig gestaltete sich die Aufklärung der Konstitution des Lobelin, die nach 8jährigen Arbeiten (zusammenfassende Darstellungen bei R. JOYEUX 1938 und bei G. WOKER 1954) und über viele Irrwege (HEINRICH WIELAND 1921, HEINRICH WIELAND, C. SCHÖPF, W. HERMSEN 1925) schließlich zum Erfolg führte (HEINRICH WIELAND, O. DRAGENDORFF 1929, HEINRICH WIELAND, W. KOSCHARA, E. DANE 1929): Lobelin ist ein N-methyl-α-benzoyl-α'-benzylalkohol-dipipecolin:

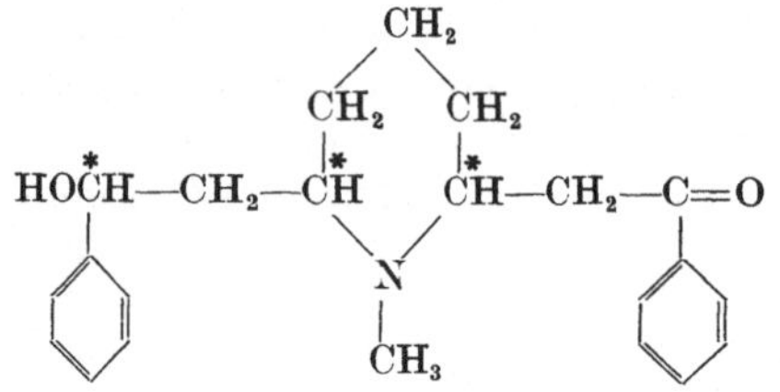

$$
\begin{array}{c}
CH_2 \\
CH_2 \quad CH_2 \\
\overset{*}{CH} \quad \overset{*}{CH} \\
HOCH-CH_2-CH \qquad CH-CH_2-C{=}O \\
N \\
CH_3
\end{array}
$$

Die Richtigkeit dieser Konstitutionsformel, die zunächst mit verschiedenen Varianten des in vitro-Abbaues von Lobelin nicht übereinzustimmen schien, konnte durch mehrere Synthesen bewiesen werden (HEINRICH WIELAND, I. DRISHAUS 1929, HEINRICH WIELAND 1928, HEINRICH WIELAND 1929, C. SCHÖPF, G. LEHMANN 1934, C. SCHÖPF, G. LEHMANN 1935, G. SCHEUING, L. WINTERHALDER 1929, G. SCHEUING, L. WINTERHALDER 1931), die hier nicht besprochen werden können. In Anlehnung an eine der zur Konstitutionsbestimmung ausgeführten Synthesen haben G. SCHEUING und L. WINTERHALDER (1929, 1931) ein technisches Syntheseverfahren entwickelt (D.R.P. 532535, Schweizer Patent Nr. 144139, italienisches Patent Nr. 285017, britisches Patent Nr. 314532, ungarisches Patent Nr. 100741, tschechisches Patent Nr. 38174), nach dem heute ein großer Teil des experimentell und klinisch verwandten Lobelins synthetisch dargestellt wird, während ein anderer Teil durch ein besonderes Reinigungsverfahren (Schweizer Patent Nr. 102143) aus Lobelia inflata-Rohalkaloiden gewonnen wird. Die technische Synthese geht vom α-, α'-Distyril-pyridin aus, das durch die Kondensation von α, α'-Dimethyl-pyridin (= Lutidin) mit 2 Mol. Benzaldehyd entsteht (I). Durch Anlagerung von 2 Mol. Br$_2$ und anschließende Abspaltung von 2 Mol. Bromwasserstoff gelangt man zum α, α'-Diphenylacetylenpyridin [= 2, 6-di-(β-Phenäthinyl)-pyridin] (II). Daraus entsteht durch Anlagerung von 2 Mol. Wasser in schwefelsaurem Milieu das α,α'-Dibenzoyl-Dipicolin (III), dessen Hydrierung zunächst zum entsprechenden Dialkohol von Platinoxyd katalysiert wird. Die weitere Reduktion unter ganz bestimmten Bedingungen läßt schließlich unter Wasserstoffanlagerung im Kern nor-Lobelanidin entstehen (V), das mit Hilfe von Toluolsulfosäuremethylester zu Lobelanidin methyliert werden kann (VI). Durch gesteuerte Oxydation erhält man aus dem Lobelanidin je nach Wunsch hauptsächlich Lobelanin (VII) oder D,L-Lobelin, aus dem in der geschilderten Weise L-Lobelin gewonnen werden kann:/

Eine zweite Methode der Synthese von Lobelia-Alkaloiden muß hier (in Anlehnung an
R. Joyeux 1938) kurz dargestellt werden, weil sie möglicherweise dem Entstehungsmodus
der Alkaloide in der Pflanze entspricht: In Anlehnung an eine Idee von Robinson haben
C. Schöpf und G. Lehmann (1934, 1935) bei niedrigen Temperaturen und einem p_H von
4—5 aus Glutaraldehyd, Benzoylessigsäure und Methylamin Lobelanin erhalten:

Der p_H von 4—5, bei dem diese Reaktion verläuft, entspricht ungefähr dem p_H des Pflanzensaftes, während die Reaktion des Pflanzenprotoplasmas mehr nach der alkalischen Seite liegt. In alkalischem Milieu ist aber das entstandene Lobelanin (wie auch Lobelin) nicht haltbar: es zerfällt unter Abspaltung von Acetophenon.

Wie aus den oben angegebenen Formeln ersichtlich ist, enthält das Lobelin-Molekül 3 asymmetrische C-Atome, das Lobelanidin-Molekül 4 und das Lobelanin-Molekül 2. Von den genannten Alkaloiden ist aber nur Lobelin optisch aktiv: Es ist nie gelungen, Lobelanin oder Lobelanidin in optisch aktive Basen zu spalten. Da die Oxydation von optisch aktivem Lobelin ausschließlich zu optisch inaktivem und nicht spaltbarem Lobelanin führt, muß die optische Aktivität von Lobelin auf dem C-Atom der sekundären Alkoholgruppe beruhen, dessen Asymmetrie bei dieser Oxydation aufgehoben wird (HEINRICH WIELAND, W. KOSCHARA, E. DANE 1929). Da sich Lobelan nicht spalten läßt, kann seine optische Aktivität nicht darauf beruhen, daß es gewöhnlich als Racemat auftritt: es muß vielmehr ein „inneres Racemat", eine sog. Mesoform, darstellen. Aus dem Studium anderer chemischer Abbaureaktionen ergibt sich dabei, daß in dieser Mesoform die H-Atome, bzw. die substituierenden Seitenketten, zueinander in Cis-Stellung stehen müssen, wie das z. B. auch bei der Mesoweinsäure der Fall ist. Das gleiche gilt übrigens für die Substituenten an den beiden asymmetrischen C-Atomen in den sekundären Alkoholgruppen von Lobelanidin, das gleichfalls eine Mesoform darstellt (HEINRICH WIELAND, I. DRIESHAUS 1929). Infolge des Vorhandenseins von 4 Asymmetriezentren, von denen jeweils 2 die gleichen Substituenten tragen, müßten von Lobelanidin 2 optisch inaktive Mesoformen vorkommen: nur eine davon wird aber in der Natur angetroffen. Bei der synthetischen Darstellung von Lobelia-Alkaloiden entsteht dagegen unter bestimmten Bedingungen neben natürlichem Nor-Lobelanidin auch ein racemisches Nor-Lobelanidin, das durch Oxydation wieder in natürliches optisch inaktives Meso-Nor-Lobelanin verwandelt werden kann. (Vgl. die ausführliche Darstellung der komplizierten Stereoisomerien der Lobelia-Alkaloide bei R. JOYEUX 1938.)

Identifizierung, Nachweis und Bestimmung.

Das charakteristische Merkmal zur Identifizierung von Lobelin ist die Abspaltung von Acetophenon aus dem Lobelin-Molekül beim Kochen, vor allem in leicht alkalischem Milieu. Acetophenon läßt sich leicht an seinem charakteristischen Geruch erkennen (F. REINARTZ 1931, Pharmacop. Helvetica 1942, D.A.B. 1947, Svenska Pharmacop. 1946, Pharmacop. Portug. 1946, Pharmacop. Internat. 1951, Pharmacop. Dan. 1948, Pharmacop. franç. 1949). Abgesehen von seinem Geruch läßt sich Acetophenon an der roten Färbung erkennen, die es bei Hinzufügung von m-Dinitrobenzol gibt (A. RINGER 1953). Lobelin selbst gibt mit Formaldehydschwefelsäure eine intensive Violettrotfärbung (F. REINARTZ 1931), die gleichfalls zur Identifizierung herangezogen werden kann (D.A.B. 1947, Pharmacop. Internat. 1951, Pharmacop. franç. 1949), obwohl die Unterscheidung von anderen Alkaloiden auf diese Weise nicht immer einwandfrei möglich ist. An weiteren uncharakteristischen Farbreaktionen gibt Lobelin: 1. mit FRÖDES Reagens (Ammoniummolybdat in konz. H_2SO_4) eine rote Färbung, die vom Rand des Tropfens her in Kornblumenblau übergeht; 2. mit MANDELINs Reagens (Ammoniummetavanadat in konz. H_2SO_4) eine braune Färbung, die zunächst in Schmutzigviolett und dann wieder in Braun übergeht; 3. mit MECKEs Reagens (selenige Säure in konz. H_2SO_4) eine hellbraune Färbung; 4. bei Zufügung eines Körnchens $NaNO_2$ zur Lobelinlösung in konz. H_2SO_4 eine schokoladenbraune Färbung (F. REINARTZ 1931). Die Bestimmung der Menge freigesetzten Acetophenons erlaubt, den Grad der Zersetzung von wäßrigen Lobelin-Lösungen bei Hitzesterilisierung oder bei längerer Aufbewahrung in neutralem Milieu zu bestimmen (F. REIMERS 1937): er überschreitet in der Regel nicht 2—3%. Bei der Aufbewahrung kann die Haltbarkeit der Lösungen durch Zusatz von 0,0001 n — 0,001 n HCl gesteigert werden.

Zur quantitativen Bestimmung von Lobelin in Lösungen, die keine anderen Lobelia-Alkaloide enthalten, eignet sich z. B. die Fällung mit Silicowolframsäure (M. MASCRÉ 1930), bei der ein Präcipitat von der Summenformel 7 Lobelin $\cdot Wo_{24}Si_2O_{80}H_{28}$ entsteht; das Gewicht des bei der Veraschung dieses Präcipitats entstehenden Silicowolframsäurerückstands multipliziert mit 0,4248 ergibt die präcipitierte Lobelinmenge. — In Acetophenon-freien Lösungen läßt sich Lobelin auch polarographisch mit NH_4Cl als indifferenter Elektrolyt bestimmen (P. NYMAN, F. REIMERS 1941, F. REIMERS, P. NYMAN 1943). — Schließlich wurde auch noch eine Bestimmungsmethode für Lobelin und Lobelanin angegeben, bei der durch Destillation bei p_H 6—7 aus dem Lobelin quantitativ Acetophenon abgespaltet wird, das man dann in alkalischem Milieu auf Jod einwirken läßt:

$$\text{C}_6\text{H}_5\text{—CO—CH}_3 + 3\ \text{NaJO} \longrightarrow \text{C}_6\text{H}_5\text{—COO]}'\,\text{Na}^+ + \text{CHJ}_3 + 2\ \text{NaOH}$$

Das überschüssige Jod wird dann mit Thiosulfat rücktitriert (O. F. Uffelie 1946). Alle genannten Bestimmungsmethoden sind zur Ermittlung des Alkaloidgehalts der Droge und der galenischen Präparate angewandt worden, wovon später zu sprechen sein wird. Keine der genannten Methoden eignet sich zum Nachweis oder zur Bestimmung von Lobelin in Körperflüssigkeiten oder Körpergeweben.

Eine Methode zur Bestimmung von Lobelin auf biologischem Weg in Körpergeweben wurde von F. Reinartz (1931) angegeben: sie beruht darauf, daß Lobelin in einer Konzentration von $2 \cdot 10^{-6}$ in der Badflüssigkeit den isolierten Blutegelmuskel zur Kontraktion bringt. Bei wiederholter Zufügung (und Wiederauswaschung) von Lobelin in Abständen von wenigen Minuten tritt eine ausgesprochene ,,Tachyphylaxie'' auf: die Kontraktionen werden immer schwächer und fehlen schließlich ganz. Durch die vorherige Behandlung mit Lobelin verliert der Blutegelmuskel auch die Fähigkeit, sich bei Zufügung von Nicotin $(2 \cdot 10^{-6})$ zu kontrahieren: in einem Gewebe, von dem bekannt ist, daß es Lobelin enthält, soll sich daher der Lobelingehalt durch die Feststellung derjenigen Menge, die gerade die Blutegelmuskelkontraktion durch Zufügung von $2 \cdot 10^{-6}$ Nicotin abzuschwächen vermag, bestimmen lassen: diese Gewebsmenge muß dann soviel Lobelin enthalten, daß die Kontraktion im Bad $2 \cdot 10^{-6}$ beträgt. Diese Bestimmungsmethode läßt sich nur anwenden, wenn zuvor das Vorhandensein von Lobelin im untersuchten Gewebe feststeht; über ihre (mehr als zweifelhafte) Spezifität und ihre Empfindlichkeit liegen anscheinend keine Erfahrungen vor. Das ist um so bedauerlicher, als anscheinend andere Methoden zur quantitativen Bestimmung von Lobelin in Körperflüssigkeit und Geweben nicht entwickelt worden sind.

Das Schicksal von Lobelin im Organismus.

In Ermangelung von exakten Bestimmungsmethoden ist über das Schicksal von Lobelin im Organismus wenig bekannt. Da alle zu beschreibenden pharmakologischen Wirkungen des Alkaloids nach intravenöser Injektion innerhalb von wenigen Minuten abklingen und es praktisch nie zu kumulativen Wirkungen kommt, muß angenommen werden, daß Lobelin im Blut oder in den Geweben oder an beiden Stellen schnell abgebaut wird. Für diese Annahme spricht auch das Fehlen von Tachyphylaxien am Ganztier (F. R. Curtis, S. Wright 1926, 1927; W. Lolow 1946; I. T. Teplow, W. G. Schor 1935; R. Hazard, E. Savini 1953a), das im Gegensatz zur Abschwächung der Wirkung bei wiederholten Gaben an isolierten Organen steht (L. Antal, P. Gömöri 1927; F. Reinartz 1931).

Auf den schnellen Abbau des Lobelins vor allem im Blut dürfte es auch zurückzuführen sein, daß bei subcutaner Injektion bei fast allen untersuchten Warmblütern incl. dem Menschen zur Erzielung der gleichen Wirkung mindestens 3—4mal soviel Lobelin erforderlich ist wie bei intravenöser Injektion (R. Schön, E. Derra 1928 u. a. m.); die erforderliche Dosis dürfte in vielen Fällen noch höher liegen, was z. B. daraus hervorgeht, daß in zahlreichen Versuchen und klinischen Beobachtungen (z. B. J. D. Russ, R. A. Strong 1941) größere subcutane Lobelindosen keine Atmungsanregung bewirkten, während sich anschließend sehr viel kleinere, schnell intravenös injizierte Dosen als wirksam erwiesen; bei langsamer intravenöser Injektion an sich wirksamer Dosen kann die typische atmungsanregende Wirkung ausbleiben, weil dann wie bei der subcutanen Injektion nicht allzu großer Dosen die Schnelligkeit des Abbaues das Erreichen der zur Atmungsanregung erforderlichen Schwellenkonzentration im arteriellen Blut verhindert (A. M. Gorelik 1953). Wenn aber nach der subcutanen Injektion typische Lobelinwirkungen auftreten, so erscheinen sie zwar verzögert, treten aber abrupt in Erscheinung (R. Schoen, E. Derra 1928): Es besteht daher kein Grund, an der Resorption von Lobelin aus subcutanen Depots zu zweifeln. — Bei Einnahme auf oralem Weg oder bei Einbringung in den Magen oder in den Darm ist Lobelin (und andere Lobelia-Alkaloide) praktisch unwirksam: Nur Riesendosen führen gelegentlich zu ganz geringfügigen Allgemeinwirkungen (L. Lendle, H. Ruppert 1942). Für diesen Wirkungsverlust dürfte in erster Linie ein schneller Zerfall von Lobelin im Darminhalt verantwortlich sein; ob außerdem eine schlechte

intestinale Resorption und anschließende Zerstörung im Blutstrom noch eine
Rolle spielen, läßt sich nicht beantworten, solange es nicht möglich ist, Lobelin
in Körperflüssigkeiten exakt zu bestimmen. Die Wirkungslosigkeit von Lobelin
auf oralem Weg steht im Gegensatz zum Verhalten des Nicotins, das bei oraler
Einnahme oder Einbringung in den Magen von Versuchstieren nur eine etwa
50%ige Wirkungsabschwächung erfährt (W. HEUBNER, J. PAPIERKOWSKI 1938).—
Über die Abbauwege und das weitere Schicksal der Abbauprodukte von Lobelin
im Organismus lassen sich bis jetzt nur wenig begründbare Hypothesen aufstellen,
da die meisten in vitro untersuchten Abbaureaktionen unter Bedingungen verlaufen, die im tierischen Organismus nicht vorkommen (R. JOYEUX 1938).

Wirkungen auf Organe und Organsysteme.

In Umkehrung des Wegs, den der Pharmakologe gewöhnlich einschlägt, wenn
er sich über die Wirkungsart eines neuen Pharmakons unterrichten will, sollen hier
zunächst die Lobelin-Wirkungen auf die einzelnen Organe und Organsysteme
verschiedener Tierarten besprochen werden, auf Grund deren das im Anschluß
daran zu erörternde Vergiftungsbild sowie die toxischen Wirkungen zustande
kommen. — Wenn sie auch vom Standpunkt der strengen pharmakologischen
Einteilung nicht die grundsätzlich wichtigste Wirkung des Lobelins ist, so ver-
dient doch sowohl auf Grund der therapeutischen Anwendung als auch auf Grund
der Zahl der vorliegenden Untersuchungen den ersten Platz in der Reihe dieser
Einzelwirkungen die

1. Wirkung auf die Atmungsregulierung und die Atmungsorgane.

Einer der Gründe, die den Chemiker HEINRICH WIELAND bewogen, die
schwierige Aufgabe der Isolierung des Lobelins in Angriff zu nehmen, war die
Beschreibung der atemanregenden Wirkung bestimmter Lobelia-Gesamtalkaloid-
präparate durch seinen Bruder HERMANN WIELAND (1915). Diese atemanregende
Wirkung von Lobelia-Gesamtalkaloiden war zwar schon früher beobachtet worden
(s. u.); HERMANN WIELAND hatte aber als erster betont, daß der atemanregenden
Wirkung von Lobelia-Alkaloiden eine praktische Bedeutung zukommen könne,
weil die atemanregenden Dosen sehr viel kleiner als die krampferzeugenden Dosen
waren. — Bei fast allen darauf untersuchten Tierarten ruft Lobelin innerhalb
eines bestimmten Dosenbereiches eine Beschleunigung und häufig auch eine Vertiefung der Atmung hervor, während höhere, und zwar bei den meisten Tierarten
viel höhere Dosen zur Apnoe führen. Die Abgrenzung der beiden Dosenbereiche
ist bei den verschiedenen Tierarten sehr unterschiedlich — ganz abgesehen von
den nicht unerheblichen Divergenzen zwischen den Angaben verschiedener und
insbesondere der älteren Autoren. Da diese Unterschiede durch die verschiedenen
Narkosearten und die verschiedenen Narkosetiefen bei narkotisierten Tieren viel
größer sind, sollen zunächst die Befunde bei nicht vorbehandelten und nicht oder
höchstens leicht narkotisierten Tieren Erwähnung finden.

Beim *Frosch* wurde gefunden, daß Dosen von 10—62 mg/kg bei Injektion in
den Rückenlymphsack die Atmung beschleunigen, während 83 mg/kg sie für
einige Minuten unterdrücken (L. ANTAL 1926).

Bei *Mäusen* wird die Atmung durch die Injektion von 15 mg/kg subcutan
angeblich verlangsamt und verkleinert (F. REINARTZ 1931).

Beim *Meerschweinchen* regen 5 mg/kg, intraperitoneal injiziert, die Atmung an
(G. CRIMI 1933).

Beim ausgewachsenen *Kaninchen* wurde Beschleunigung der Atmung von
WIELAND selbst (A. ECKSTEIN, E. ROMINGER, HERMANN WIELAND 1921) und

einem seiner Schüler (G. Schwenk 1920) nach 1,5—1,6 mg/kg i.v. gesehen. Demgegenüber haben amerikanische Nachuntersucher (V. H. Norris, S. Weiss 1927) nach 2 mg/kg i.v. nicht nur Anregung der Atmung, sondern auch Krämpfe beobachtet, die manchmal mit mehr oder minder langdauernden Apnoen einhergingen. Höhere Dosen verursachen immer Apnoe. Von anderer Seite wurde aber auch über reine Anregung der Atmung — mit oder ohne Auftreten von Krämpfen — nach 5 mg Lobelin/kg i.v. berichtet (J. del Castillo Nicolau 1948). Bei jungen Kaninchen mit einem Körpergewicht von 400—800 g sind anscheinend schon viel kleinere Dosen, nämlich 0,1—0,5 mg/kg i.v. wirksam (F. Marro 1951); dabei wird erwähnt, daß bei den 800 g schweren und noch älteren Kaninchen nach einer Woche Aufenthalt in einer Höhe von 4560 m über dem Meeresspiegel die zur Atmungsanregung erforderliche Lobelindosis auf das 5—6fache steigt, während bei den jüngsten Tieren eine derartige Steigerung im Höhenklima nicht beobachtet werden konnte. Erwähnt werden muß hier aber vor allem der recht wichtige, aber bisher nicht von Nachuntersuchern bestätigte Befund, daß bei neugeborenen Kaninchen Lobelin, aber auch Nicotinsäurediäthylamid und Coffein, überhaupt keine Anregung der Atmung bewirken — zumindest in Dosen, die keine allgemeinen Krämpfe erzeugen (K. T. Lim, F. F. Snyder 1945).

Bei nicht vorbehandelten *Katzen* sind zur Atmungsanregung höhere Lobelindosen, nämlich 1,8—5,0 mg/kg (G. Schwenk 1920) erforderlich, die dann auch häufig außer der Atmungsanregung Erbrechen verursachen (V. H. Norris, S. Weiss 1927).

Empfindlicher als die bisher besprochenen Tierarten scheint der *Hund* gegen Lobelin zu sein: Hier wurden deutliche Beschleunigung der Atmung mit Vergrößerung des Ventilationsvolumens schon nach der i.v. Injektion von 0,1 (S. Hara 1927) bis 0, 2 mg/kg (F. R. Curtis, S. Wright 1926, 1927) beobachtet. Auch 0,5 (J. del Castillo Nicolau 1948) bis 0,8 (A. D. Lazarescu 1929) mg/kg Lobelin i.v. verursachen noch einfache Anregung der Atmung; 1 mg/kg i.v. verursacht dagegen schon eine krampfhafte Steigerung der Atmung, die nach wenigen Zügen in eine Apnoe übergeht, auf die wiederum eine erneute krampfhafte Steigerung folgt (F. R. Curtis, S. Wright 1926, 1927): Es entsteht so eine Art Cheyne-Stokes-Dyspnoe beim Hund. — Beim Hund läßt sich übrigens — nicht ohne Schwierigkeiten — die Lobelin-Atmungsanregung in einen bedingten Reflex verwandeln, der dann (nach 40—60 vorbereitenden Injektionen) durch das gleichzeitige Schlagen eines Metronomen und die i.v. Injektion von physiologischer NaCl-Lösung ausgelöst werden kann (A. A. Belous, M. A. Grebenkina 1953).

Beim gesunden und nicht vorbehandelten *Menschen* regt die i.v. Injektion von 3 mg die Atmung für die Dauer von etwa 1 min an (M. Hochrein, R. Meier 1929), während 10 mg i.v. — eine Dosis, die häufig schon recht unangenehme Nebenwirkungen verursacht (V. H. Norris, S. Weiss 1927) — zunächst einen Atmungsstillstand von 15—20 sec und dann eine Vertiefung der Atmung für 2 min bewirken (M. Rosenberg 1925). In der Wirkung der subcutanen und intramuskulären Injektion beim gesunden Menschen scheinen große individuelle Unterschiede zu bestehen, die die sich widersprechenden Angaben verschiedener Autoren erklären mögen: Eine — meist nicht auf das Gewicht bezogene — Dosis von 10 mg intramuskulär erwies sich bei manchen Beobachtern als wirkungslos (V. H. Norris, S. Weiss 1927), während die gleiche Dosis subcutan andererseits eine Atmungsbeschleunigung und -vertiefung von nicht weniger als 30 min Dauer hervorgerufen haben soll (W. R. Marshall 1928); 20 mg i.m. sollen dagegen regelmäßig zur Anregung der Atmung führen (V. H. Norris, S. Weiss 1927). Von allen Beobachtern wird übereinstimmend beschrieben, daß die Atmungsanregung nach s.c. oder i.m. Injektion von Lobelin nicht willkürlich unterdrückt werden kann: In jüngster Zeit wurde dieser Eindruck durch die Feststellung objektiv belegt, daß bei 27 von 30 gesunden Versuchspersonen die ein- bis dreimalige Injektion von je 10 mg Lobelin i.m. das sog. Atemanhaltevermögen, d. h. die Zeit, für die die Atmung willkürlich angehalten werden kann, signifikant verkürzt (H. Doetsch 1948).

Bei Kleinkindern sind anscheinend zur Atmungsanregung etwas höhere Lobelindosen erforderlich: 1—3 mg i.m. sollen 3—12 min nach der Injektion eine Atmungsanregung von 3—5 min Dauer bewirken (F. Grüneberg, A. Viethen 1930). Wichtig ist besonders die Feststellung, daß die Injektion von 3 mg Lobelin in die Umbilikalvene beim gesunden Neugeborenen eine ausgesprochene Anregung der Atmung für mehrere Minuten mit einer deutlichen Verschiebung der Thoraxstellung nach der Inspirationsseite verursacht (R. A. Wilson, M. A. Torrey, K. S. Johnson 1937 ab). Diese Atmungsanregung ist noch deutlicher als bei nicht vorbehandelten Neugeborenen bei denjenigen, deren Mütter in partu Morphin erhalten hatten. Die gleiche Dosis soll auf s.c. Weg beim Neugeborenen unwirksam sein (J. D. Russ, R. A. Strong 1941).

Außer Amphibien und Säugetieren reagieren auch *Vögel* auf Lobelin mit einer wesentlichen Erhöhung der Atmungsfrequenz: Bei der Taube (E. v. Saalfeld 1936) bewirkt die i.m. Lobelin-Injektion eine Beschleunigung der Atmung mit gleichzeitiger Vertiefung der Atemzüge von 15 min Dauer. Interessant ist die Beobachtung, daß hier wie beim Menschen die (indirekte) Lobelinwirkung auf das Atemzentrum durchschlagender ist als die Einflüsse von höheren Hirnzentren: Während Lobelin nämlich bei der Taube in normaler Umgebung die Atmung nur beschleunigt und vertieft, unterdrückt es in hohen Umgebungstemperaturen das Hitze-Hacheln, das von einem übergeordneten Zentrum im vorderen dorsalen Abschnitt des Mittelhirns ausgelöst wird; die Frequenz der Atmung wird dann von der Hachelfrequenz auf die „Lobelinfrequenz" von 120—160/min reduziert, wobei gleichzeitig die einzelnen Atemzüge tiefer werden.

Die angegebenen, beim nichtnarkotisierten Tier wirksamen Dosen sind ausnahmslos Approximativdosen: In keiner der zitierten Untersuchungen wurde die ED_{50} bestimmt. Das gleiche gilt für die im folgenden zu besprechenden Angaben über die atmungsanregende *Wirkung bei narkotisierten Tieren*. Wie schon erwähnt, ist die Streuung der wirksamen Dosen hier viel größer als bei den nicht vorbehandelten Tieren. Dafür verantwortlich sind die häufig entgegengesetzten Einflüsse der Narkose an sich und der einzelnen Narkotica: Wenn auch hier zunächst nur diejenigen Versuche angeführt werden sollen, in denen die Narkose oberflächlich genug gehalten wurde, um eine eigentliche Atmungshemmung zu vermeiden, so dürfte doch häufig eine leichte narkosebedingte Beeinträchtigung der Atmung vorgelegen haben, die sich nur der jeweils angewandten Registrier- oder Meßmethode entzog: Derartige unterschwellige Atembeeinträchtigungen steigern die Lobelinwirkung. Andererseits haben — wie wir bei der Besprechung der Beeinflussung der künstlich gehemmten Atmung sehen werden — manche Narkotica insbesondere bei bestimmten Tierarten eine atmungshemmende Wirkung, gegen die das Lobelin wirkungslos ist: sie setzen also die Lobelinempfindlichkeit herab.

Am narkotisierten *Kaninchen* regt Lobelin in Dosen von 0,5 mg — 1,2 mg/kg i.v. (G. Schwenk 1920, A. Eckstein, E. Rominger, H. Wieland 1921, S. Hara 1927, S. Utashiro 1941, E. Helaers 1927, 1929) die Atmung an, manchmal sind dazu aber auch Dosen von 2—4 mg/kg i.v. erforderlich (E. Helaers 1927, 1929). Andererseits wurde aber auch gefunden, daß 2 mg Lobelin/kg i.v. regelmäßig Apnoe verursacht (S. Hara 1927), ja Apnoen wurden schon nach 0,5 mg/kg i.v. beobachtet (S. Utashiro 1941; R. Schoen, J. Hempel 1933). Diese unter Lobelin auftretenden reversiblen Apnoen beim narkotisierten Kaninchen sind übrigens im Gegensatz zur Morphinapnoe sog. Spannungsapnoen, bei denen der Thorax in Inspirationsstellung fixiert wird und nach deren Beendigung die Atmung zunächst mit erhöhter Frequenz und verkleinerter Amplitude wieder auftritt (R. Schoen, J. Hempel 1933). Der Gegensatz der beiden Apnoetypen des Kaninchens läßt sich auch direkt am gleichen Tier demonstrieren, wenn man eine Morphinapnoe, d. h. eine „schlaffe Apnoe" durch die i.v. Injektion von 0,4 mg/kg Lobelin in eine „Spannungsapnoe" umwandelt (R. Schoen, J. Hempel 1933). Am narkotisierten Kaninchen wurde auch gezeigt, daß die Lobelinatmungsanregung durch die Abtragung aller höheren Hirnanteile nicht beeinflußt wird, solange nur das eigentliche Atemzentrum im Boden des vierten Ventrikels und seine Verbindungen zur Peripherie unangetastet bleiben (R. Schoen 1928; R. Schoen, E. Derra 1928); dabei lagen die am dezerebrierten Kaninchen atmungsanregenden Lobelindosen bemerkenswert niedrig (0,125—0,25 mg/kg i.v.).

Bei der narkotisierten *Katze* zeigt sich im großen und ganzen im Vergleich zum nichtnarkotisierten Tier eine Steigerung der Lobelinempfindlichkeit: Es wurden Dosen von 0,1—0,25 mg/kg i.v. wirksam gefunden (M. J. King, H. R. Hosmer, M. Dresbach 1928), von einem anderen Untersucher Dosen von 0,25—0,50 mg/kg i.v. (W. W. Sakussow 1934), die übrigens bei der dezerebrierten Katze ebenso wirksam waren wie beim intakten Tier; von dritter Seite wird schließlich angegeben (R. A. Wilson, M. A. Torrey 1934), daß Lobelin in einem Bereich von 0,5—2,5 mg/kg i.v. bei mit Amytal narkotisierten Katzen die Atmungsfrequenz regelmäßig beträchtlich steigert und gleichzeitig die Thoraxstellung nach der Inspirationsseite hin verschiebt, während 6,0 mg/kg eine Apnoe in Inspirationsstellung von 4—5 min Dauer hervorrufen.

Beim *Hund* scheint die Narkose an sich die zur Atmungsanregung erforderliche Lobelindosis nicht wesentlich zu beeinflussen: Beschleunigung und Vertiefung der Atmung wurden nach 0,1—0,4 mg/kg i.v. für eine Dauer von 1—8 min beobachtet (W. J. R. Camp 1927a, b; S. Wright, F. Curtis 1929; M. J. King, H. R. Hosmer, M. Dresbach 1928; M. Caro 1936; L. Valesquez 1941; R. Grandpierre, C. Franck 1939).

Besonderes Interesse beanspruchen sowohl im Hinblick auf mögliche therapeutische Anwendungen als auch wegen ihrer Wichtigkeit für die Analyse der Wirkung von Lobelin auf die Atmungsregelung die sehr zahlreichen Untersuchungen über die *Beeinflussung der durch verschiedene Eingriffe gehemmten, d. h. verlangsamten, unterdrückten, aufgehobenen oder auch nur abgeflachten Atmung* durch Lobelin. Von den durch Pharmaka hervorgerufenen Atemhemmungen wird wohl am besten die *Morphinhemmung* durch Lobelin beeinflußt. Über die gegenseitige Beeinflussung der beiden Pharmaka bei Ratten (E. Joel 1928) und Mäusen (E. Joel 1928, R. Iwasaki 1926) liegen nur kaum verwertbare Angaben vor; das Hauptuntersuchungsobjekt war hier das Kaninchen, bei dem schon in Beginn der Lobelinära (Hermann Wieland, R. Mayer 1922) die Beeinflußbarkeit der Morphinapnoe durch recht kleine Lobelindosen (0,1—0,2 mg/kg i.v.) festgestellt worden war (S. Hara 1927; E. Helaers 1927, 1929; V. H. Norris, S. Weiss 1927; M. Saito 1927; W. Gehlen 1927; K. Schübel, W. Gehlen 1928; E. Joel 1928; W. Glaser 1933; B. Behrens, W. Graubner 1934; R. Mannini 1926). Alle genannten Untersucher sind sich darüber einig, daß $^1/_2$—3 Std. nach der oralen, subcutanen oder intravenösen Zufuhr großer bis sehr großer Morphindosen und zu einem Zeitpunkt, zu dem die Atmung des Kaninchens unter der Einwirkung des Morphins erheblich herabgesetzt ist, die intravenöse Injektion von 1—2 mg/kg Lobelin eine deutliche 5—15 min anhaltende Beschleunigung der Atmung und Steigerung der Ventilationsgröße bis nahe an den vor der Morphinanwendung registrierten Wert hervorruft. Die angegebene Dosis von 1—2 mg/kg liegt dabei schon an der oberen Grenze des Erforderlichen und Zulässigen. Ihre Wirkung scheint nicht besser zu sein als die von 0,2 bis höchstens 0,5 mg/kg (HERMANN WIELAND, R. MAYER 1922; K. SCHÜBEL, W. GEHLEN 1928). Eine Reihe von Untersuchern hat — je nach der angewandten Morphindosis — bei derartigen Versuchen das Auftreten von Krämpfen nach Lobelindosen von 1,5 mg/kg bis 6 mg/kg beobachtet (W. GEHLEN 1928; E. HELAERS 1929; V. H. NORRIS, S. WEISS 1927; K. SCHÜBEL, W. GEHLEN 1928). Bei subcutaner Anwendung sind zur Erzielung desselben Effektes die 4—5fachen Dosen erforderlich (S. HARA 1927). Sobald die Atmungsanregung durch Lobelin abgeklungen ist, kann mit der gleichen Dosis Lobelin erneut die gleiche oder zumindest fast die gleiche Atmungsanregung erzielt werden (E. HELEARS 1929).

Die Wiederanregung der durch Morphin gehemmten Atmung durch Lobelin gelingt nur, wenn die Morphinvergiftung das Zentralnervensystems noch nicht zu weit fortgeschritten ist und insbesondere, wenn der Blutdruck noch nicht wesentlich abgefallen ist (H. WIELAND, R. MAYER 1922; S. HARA 1927; E. HELAERS 1927; R. MANNINI 1936; M. SAITO 1927); die Ursache der Unwirksamkeit von Lobelin unter diesen Umständen ist nicht der Blutdruckabfall per se, was daraus hervorgeht, daß die Erhöhung des Blutdrucks durch Adrenalininjektion unter diesen Umständen die Lobelinwirkung nicht wieder herzustellen vermag (S. HARA 1927). Gerade wegen der Sicherheit der Lobelinwirkung an der morphinvergifteten Atmung des Kaninchens wurde Lobelin an diesem Modell mit einer Reihe anderer atmungsanregender Analeptika, aber auch mit aus dem einen oder anderen Grund als Morphinantagonisten angesehenen anderen Mittel verglichen, wobei teils widersprechende Ergebnisse erzielt wurden. Die Behauptung, daß Atropin hier ebenso wirksam sei wie Lobelin und Zentralanaleptika (V. H. NORRIS, S. WEISS 1927), wurde von keinem der Nachprüfer bestätigt — ebensowenig die Behauptung, daß Atropin die Lobelinwirkung wesentlich verstärke (YAGI 1924, zit. nach M. SAITO 1927). Die synthetischen Zentralanaleptika Nicotinsäurediäthylamid, Pentamethylentetrazol, Hexeton und die anderen synthetischen Kampferersatzpräparate sowie die halbsynthetischen Kampferersatzmittel werden meist als weniger wirksam als Lobelin (W. GEHLEN 1928; HERMANN WIELAND, R. MAYER 1922), teils aber auch als wirksamer bezeichnet: Wenn sie überhaupt zur Wirkung gelangen, scheint jedenfalls festzustehen, daß ihre Wirkung etwas länger anhält als die von Lobelin, sich dafür bei wiederholter Injektion aber nicht so regelmäßig reproduzieren läßt.

Ein experimenteller Vergleich mit dem klinisch zur Atmungsanregung viel verwandten CO_2 per inhalationem (B. BEHRENS, W. GRAUBNER 1934) zeigte, daß bei der Atmungshemmung durch kleine Morphindosen Lobelin und CO_2 etwa gleich gut wirksam sind, während sich bei schwereren Vergiftungen durch Lobelininjektion erheblich größere Atmungssteigerungen erzielen lassen als durch die CO_2-Inhalation. Auch bei Katzen läßt sich eine günstige Beeinflussung der Morphinatmungshemmung bzw. der Morphinapnoe durch Lobelin demonstrieren (F. R. CURTIS, S. WRIGHT 1927; M. J. KING, H. R. HOSMER, M. DRESBACH 1928), wenn auch diese Species auf Lobelin weniger gut als Kaninchen und sehr viel weniger gut als Hunde anspricht.

Eine Schutzwirkung der Injektion von ungefähr 1,0 mg/kg Lobelin gegen die atmungshemmende Wirkung einer anschließend gegebenen Morphininjektion wurde nur scheinbar demonstriert (F. R. CURTIS, S. WRIGHT 1927): Da die Versuchstiere bereits vor der Lobelininjektion einmal Morphin erhalten hatten und da bekannt ist, daß auch ohne jede zusätzliche Behandlung wiederholte Morphininjektionen manchmal ohne Einfluß auf die Atmung bleiben und manchmal sogar die Atmung fördern können (V. H. NORRIS, S. WEISS 1927), kann das Ausbleiben einer Atmungshemmung durch die zweite Morphininjektion nicht im Sinne einer Lobelinschutzwirkung gedeutet werden. Es ist möglich, daß die Lobelinwirkung auf die Atmung der morphinvergifteten Katze — und vielleicht auch des morphinvergifteten Kaninchens — zum Teil auf die noch zu besprechende Adrenalinausschüttung unter dem Einfluß von Lobelin zurückzuführen ist: Jedenfalls wurde bei Katzen gefunden (M. J. KING, H. R. HOSMER, M. DRESBACH 1928), daß 4—31 μg/kg Adrenalin i.v. die gleiche atmungsanregende Wirkung wie 90 bis 120 μg/kg Lobelin ausüben. Im Hinblick auf die quantitativen Verhältnisse kann aber die Atmungsanregung keinesfalls ausschließlich oder auch nur hauptsächlich durch die Adrenalinausschüttung bedingt sein (s. u.).

Besonders schön läßt sich die Lobelinwirkung gegen die Morphinatmungshemmung an Hunden darstellen (F. R. CURTIS, S. WRIGHT 1927; M. J. KING, H. M. HOSMER, M. DRESBACH 1928; R. G. SMITH 1928): Hier sind schon sehr kleine Dosen regelmäßig, sicher und etwas länger als bei anderen Tierarten wirksam; bei vergleichenden Untersuchungen ist das Lobelin dem Coffein unter diesen Versuchsbedingungen deutlich überlegen (R. G. SMITH 1928). — Ein einziger daraufhin untersuchter Affe (M. J. KING, H. R. HOSMER, M. DRESBACH 1928) war unter der Wirkung von Morphin weniger lobelinempfindlich als Hunde.

Obwohl Lobelin zweifellos in sehr zahlreichen Fällen von Lähmung oder Depression des Atemzentrums durch Morphin nicht nur beim neugeborenen, sondern auch beim erwachsenen *Menschen* angewandt worden ist (zunächst von G. BRDICZKA 1926), liegen nur recht wenig verwertbare exakte Angaben vor: so wurde gefunden (TSUNGMING TU 1927), daß bei leichter Morphindepression der Atmung des nichtnarkotisierten Menschen Lobelin (12 mg s.c.) einen Anstieg der Lungenventilation um ungefähr 1 l/min und einen deutlichen Abfall der alveolären CO_2-Spannung hervorruft. — Gleichzeitig stieg allerdings der respiratorische Quotient an und der Sauerstoffverbrauch nahm zu, was sich nicht allein durch eine Anregung der Atmung erklären läßt. Die Abnahme der alveolären CO_2-Spannung nach Lobelininjektion war bei Morphinvorbehandlung sehr viel ausgeprägter als bei nicht vorbehandelten Individuen. Ein anderer Untersucher (W. R. MARSHALL 1928), der gleichfalls mit einer viel zu geringen Zahl von Versuchspersonen arbeitete, kam zu dem entgegengesetzten Schluß: Er fand nämlich, daß Morphinvorbehandlung die Vertiefung der Atmung nach der subcutanen Injektion von 10 mg Lobelin sowie die im Anschluß daran auftretende Verringerung der CO_2-Konzentration in der Ausatmungsluft und der CO_2-Spannung im arteriellen Blut herabsetzt. Da die ganze Frage durch die Einführung spezifischer Morphinantagonisten in die Therapie an praktischer Bedeutung verloren hat, ist es nicht erstaunlich, daß bisher nicht versucht wurde, das Problem mit exakteren Methoden und in größeren Untersuchungsreihen zu klären.

Die unter der Einwirkung von *Äther* herabgesetzte Ventilationsgröße erreicht bei Katzen und Hunden nach Unterbrechung der Ätherzufuhr nach einiger Zeit in der Regel von selbst wieder normale Werte. Diese Normalisierung kann bei Katzen (F. R. CURTIS, S. WRIGHT 1927; HERMANN WIELAND, B. BEHRENS 1927) durch die Injektion mittlerer Lobelindosen (0,2—2 mg/kg i.v.) und beim Hund (F. R. CURTIS, S. WRIGHT 1927; HERMANN WIELAND, B. BEHRENS 1927) durch die Injektion recht kleiner Lobelindosen wesentlich beschleunigt werden. Wenn allerdings die Atmung schon in Schnappatmung übergegangen ist oder ganz ausgesetzt hat und gleichzeitig der Kreislauf gestört ist, kann mit einer Wiederingangsetzung der Atmung durch Lobelin nicht mehr gerechnet werden.

Das Kaninchen verhält sich hier wie bei so vielen pharmakologischen Versuchen ganz abweichend von den anderen Säugetieren und vom Menschen: Äther steigert bei ihm die Toxicität von Lobelin derart, daß 0,05—0,15 mg/kg zu tödlichem

Kollaps und Atemstillstand führen, während vom unvorbehandelten Tier 0,4 mg pro kg gut vertragen werden (HERMANN W IELAND ,B. BEHRENS1 927). Diese ungewöhnliche Überempfindlichkeit des mit Äther oder Chloroform behandelten Kaninchens gegen Lobelin war schon bei der Anwendung von Lobeliagesamtalkaloiden aufgefallen (P. GUNS 1926), aber nicht als von der Regel abweichendes Verhalten einer Tierart erkannt worden.

Der Einfluß von Lobelin auf die *Chloroform*apnoe von Hunden, Katzen und Kaninchen deckt sich vollständig mit dem Einfluß auf die Ätherapnoe (F. R. CURTIS, S. WRIGHT 1927; H. WIELAND, B. BEHRENS 1927). Auch an einer geringen Zahl von Mäusen konnte gezeigt werden (A. SCHWARTZ 1926), daß das Wiedereinsetzen der Atmung nach längerer Chloroforminhalation durch 0,5 bis 1,0 mg/kg Lobelin s.c. beschleunigt wird. Wahrscheinlich auf dem Umweg über die Beschleunigung und Anregung der Atmung wird auch die Erwachenszeit aus der Narkose herabgesetzt. Es ist bedauerlich, daß auch dieser Befund nicht statistisch gesichert wurde; er wäre um so wesentlicher, als andere Berichte über Beschleunigung des Erwachens aus der Narkose mit einem Inhalationsnarkoticum durch Injektion von Lobelin wohl in der Regel mit Skepsis aufzunehmen sind (H. FRANKEN 1929). Bei der Maus soll übrigens Chloroform die Toxicität von Lobelin im Gegensatz zu den Verhältnissen beim Kaninchen wesentlich herabsetzen (A. SCHWARTZ 1927).

Zur Atmungsanregung bei Atmungshemmung durch *Chloralhydrat* oder *Urethan* beim Kaninchen sind 4 bzw. 2mal so große Lobelindosen wie zur Beseitigung der Morphinatmungshemmung erforderlich. Diese Dosen sind nicht nur beim Kaninchen, sondern auch bei Katzen und Hunden (G. KAHLSON, M. PEIL 1937) groß genug, um einen zwar reversiblen, aber nicht unbeträchtlichen Blutdruckabfall hervorzurufen; Pentamethylentetrazol soll im übrigen zur Beseitigung der Atmungshemmung wirksamer sein als Lobelin (G. KAHLSON, M. PEIL 1937). — Die alte Beobachtung (F. R. CURTIS, S. WRIGHT 1926, 1927), daß bei Katzen und Hunden die *Chloralose*hemmung der Atmung durch Lobelin nicht oder sogar ungünstig beeinflußt wird, ist deshalb besonders interessant, weil in jüngster Zeit gefunden wurde (C. v. EULER, U. SÖDERBERG 1952), daß Chloralose spezifisch intracerebrale Receptoren hemmt, die die Atmungsanregung durch CO_2 vermitteln. Die Beeinflussung der Atmungshemmung durch *Barbitursäurederivate* schwankt von Präparat zu Präparat und unter verschiedenen Versuchsbedingungen. Gegen Veronal- oder Amobarbital-Atmungshemmung bei Kaninchen und Katzen war 0.5 bis 2,0 mg/kg Lobelin i.v. in der Mehrzahl der Versuche unwirksam, während s.c. Gaben von 3—6 mg/kg wenigstens aufgetretene Atmungsarrhythmien zu beseitigen vermochte. Nicotin in Dosen von 0,15—0,5 mg/kg i.v. soll hier zumindest bei der Katze dem Lobelin überlegen sein, während die Inhalation von 10% CO_2 in O_2 bei beiden erwähnten Tierarten in der Mehrzahl der Versuche die stark gehemmte Atmung wieder anzuregen vermochte (V. H. NORRIS, S. WEISS 1927). Auch bei der Pernocton-Vergiftung der Atmungsregulation bei Kaninchen, Katzen und Hunden soll Lobelin weniger sicher wirksam sein als Pentamethylentetrazol. Demgegenüber wird in einer der wenigen Arbeiten zu diesem Kapitel, deren Zahlenangaben einer strengen Kritik standzuhalten vermögen (M. CHAKRAVARTI 1939), festgestellt, daß bei Pentobarbital-vergifteten Mäusen die atmungsanregende Wirkung von 0,375 mg/kg Lobelin intraperitoneal der von 3,6 mg/kg Pikrotoxin, von 20,0 mg/kg (!) Pentamethylentetrazol und der von 162,5 mg/kg (!) Nicotinsäurediäthylamid gleichwertig ist. Zur Bekämpfung der Atmungshemmung durch Somnifen beim Kaninchen scheinen dagegen wiederum recht hohe Lobelindosen erforderlich zu sein (E. HELAERS 1929).

Die suboccipitale Injektion von *Cocain, Novocain* und *Tropacocain* bewirkt beim Kaninchen eine tödliche Atemlähmung, die durch wiederholte i.v. Injektion von 1 mg/kg Lobelin behoben werden kann, während andere Zentralanaleptika weniger sicher und weniger stark wirksam sind (Y. L. HUANG 1934a). Bei Injektion von Lobelin in kleineren Dosen direkt in den Subarachnoidealraum soll unter diesen Versuchsbedingungen nicht nur die Atmungsanregung noch ausgeprägter sein, sondern es soll sich auch eine deutliche Schutzwirkung des Lobelin gegen im Anschluß daran suboccipital injizierte Lokalanaesthetika darstellen lassen (Y. L. HUANG 1934b).

Theoretisch und therapeutisch gleich wichtig ist der Befund, daß bei Hunden und Katzen die Atmungslähmung durch Injektion von d-Tubocurarin und anderen Curarinen länger anhält als die Aufhebung der indirekten elektrischen Erregbarkeit des Zwerchfells, d. h. als die eigentliche curarisierende Wirkung (C. H. ELLIS, W. V. MORGAN, E. J. DE BEER 1952). Auch bei Unterbrechung der Curarisierung durch Prostigmin tritt die indirekte Zwerchfellerregbarkeit früher wieder auf als die Spontanatmung. Dem d-Tubocurarin muß also neben anderen „paraklassischen" Wirkungen eine Hemmwirkung auf die Atmung zukommen. Die Atmungshemmung nach dem Aufhören oder nach der Unterbrechung der Curarisierung läßt sich durch i.v. Lobelininjektion augenblicklich beseitigen.

An weniger wichtigen durch Pharmaka bedingten Atmungshemmungen seien die Atemstörung bei der *Skopolaminvergiftung* des Menschen sowie die Atemstörung bei der Vergiftung des Kaninchens mit oxydiertem *Arsenobenzol* (Salvarsan) erwähnt, die beide durch Lobelin abgeschwächt oder sogar aufgehoben werden (W. LEIBBRAND 1926; K. KONDO, S. KIM 1940). Die durch die i.v. Injektion von Cholin und Cholinestern beim Hund hervorgerufene reversible Apnoe wird dagegen von Lobelin nicht, wohl aber von Adrenalin und von Atropin beeinflußt (M. VILLARET, L. JUSTIN-BESANÇON, R. CACHÉRA 1930).

Bei der Atmungslähmung des Kaninchens durch die *Gifte bestimmter Schlangen* (Agkistrodon) läßt sich die Atmung durch Lobelin nur ganz vorübergehend wieder in Gang bringen (H. WADA 1927).

Beim *unterkühlten* Hund, dessen Stammtemperatur durch Eintauchen in kaltes Wasser in Morphin-Urethannarkose auf unter 30° gesenkt wurde, war die atmungsanregende Wirkung von 0,05—0,125 mg/kg Lobelin i.v. sehr ausgeprägt (F. GROSSE-BROCKHOFF, W. SCHOEDEL 1943); im Gegensatz zum Verhalten normal temperierter Tiere kommt es aber hier schon bei der letzteren Dosis meist sehr schnell zum Herzstillstand durch zentrale Vaguserregung. Von anderer Seite (F. MARRO 1951) wird berichtet, daß — allerdings stärker — unterkühlte Kaninchen auf die Injektion von Lobelin mit Apnoe reagieren.

Es war schon erwähnt worden, daß beim Kaninchen die Dezerebrierung keinen Einfluß auf die Atmungsanregung durch Lobelin hat. Beim Hund läßt sich durch Durchschneidung des Hirnstamms in der Gegend der oberen Brücke periodische Dyspnoe mit intermittierender Apnoe nach dem Typ der sog. BIOTschen Atmung erzeugen (LUMSDEN 1932). Hierbei läßt sich die Dauer der Apnoen durch die Injektion von Lobelin in kleinen Dosen verkürzen, manchmal kann sogar der Atmungstyp normalisiert werden (F. R. CURTIS, S. WRIGHT 1927, 1926). Dagegen hat Lobelin keinen Einfluß auf die Hemmung der Atmung durch künstliche Erhöhung des intrakranialen Drucks durch ein Trepanloch in der Schädeldecke (A. S. LOEVENHARDT, J. K. MALONE, H. G. MARTIN 1922; M. J. KING, H. R. HOSMER, M. DRESBACH 1928).

Interessant und besonders mannigfach sind die Wechselwirkungen zwischen Lobelin und den verschiedenen Effekten der *Reizung oder der Unterbrechung des Nervus vagus*, die uns auch noch in anderem Zusammenhang beschäftigen werden.

Beim Kaninchen ruft die intensive elektrische Reizung des kranialen Stumpfs des durchschnittenen Nervus vagus eine vorübergehende Hemmung der Atmung (insbesondere der Nasenflügelatmung) hervor (F. TIEMANN 1928). Atmungshemmende Mittel wie Morphin und Chloralhydrat in großen Dosen verlängern diese „Vagus-Apnoe", während atmungsanregende Eingriffe, wie z. B. das Einatmen von CO_2 oder die Injektion von 0,5—1 mg/kg Lobelin i.v. die Vagus-Apnoe verkürzen. Lobelin in der angegebenen Dosis hebt die Wirkung von Morphin auf die Vagus-Apnoe auf, nicht aber die Wirkung von Chloralhydrat oder Avertin. Höhere Lobelindosen als 1,5 mg/kg i.v. wirken hier im angegebenen Sinn „atmungshemmend"; Atropin ist auch in hohen Dosen ganz unwirksam (F. TIEMANN 1928). Die elektrische Reizung des caudalen Stumpfs des durchschnittenen Vagus des Kaninchens ruft gleichfalls eine — wahrscheinlich durch Bronchokonstriktion bedingte — Apnoe hervor, die durch Lobelin nicht beeinflußt wird (HERMANN WIELAND, R. MAYER 1922). Die Durchschneidung beider Vagi ruft bei Kaninchen und Katzen eine Verringerung der Atmungsfrequenz hervor. In diesem Zustand soll bei Katzen (R. A. WILSON, M. A. TORREY 1934) 0,5—1,0 mg/kg Lobelin i.v. die Atmung, wenn auch schwächer als bei der intakten Katze, anregen, beim Kaninchen dagegen soll eine derartige Anregung nicht zu erzielen sein (F. MARRO 1951). Bei letzterer Species wird übrigens auch die Apnoe durch hohe Lobelindosen durch die beiderseitige Vagotomie unterdrückt (F. MARRO 1951), was im Hinblick auf die zentrale Vaguserregung unter dem Einfluß von Lobelin (C. HEYMANS, J. J. BOUCKAERT, L. DAUTREBANDE 1931 a, b) und deren Wirkung auf die Bronchien nicht überrascht. Aber nicht nur die Apnoe nach hohen Lobelindosen, sondern auch die der Atmungsanregung nach kleinen und mittleren Lobelindosen in der Regel vorangehende ganz kurze initiale Apnoe wird bei Kaninchen und Katzen durch die beiderseitige Vagotomie unterdrückt (HERMANN WIELAND, R. MAYER 1922; W. W. SAKUSSOW 1934). Die atmungsanregende Wirkung von Lobelin dagegen wird, wie gesagt, zwar bei der Katze durch Vagotomie abgeschwächt (R. A. WILSON, M. A. TORREY 1934; J. H. COMROE 1939), beim Hund aber nicht beeinflußt (F. R. CURTIS, S. WRIGHT 1926, 1927), — ein Unterschied, der sich durch die verschiedene Dignität von Glomus aorticum und Glomus caroticum bei diesen beiden Tierarten erklärt (s. u. S. 20/21).

Es bleibt uns jetzt noch die Lobelinwirkung auf diejenigen Formen der Atmungshemmung zu besprechen, die als Endergebnis einer *mangelhaften Sauerstoffversorgung* der nervösen Zentralapparate der Atmung auftreten. Hier wäre in erster Linie die Atmungshemmung infolge von Erstickung zu nennen, gegen die sich Lobelin in am normalen Tier gut wirksamen, aber auch in sehr viel höheren Dosen bei Ratten und bei Hunden als ganz unwirksam erweist — gleichgültig, ob die Erstickung durch Herabsetzung des O_2-Partialdrucks in der Unterdruckkammer (G. DECHARNEUX, L. DAUTREBANDE 1933), oder durch einfaches Abklemmen der Trachealkanüle (H. WALTZ, R. TAUGNER 1953) bei Ratten oder bei Hunden (S. KÖPPEN 1935) oder durch Veratmung von Helium oder Helium mit 5% CO_2 (N. J. EASTMAN, J. KREISELMAN 1941), oder durch Veratmung von reinem Stickstoff (F. E. SNAPP, J. H. IVY, H. F. ADLER 1947) hervorgerufen wird. Unter all diesen verschiedenen Bedingungen läßt sich die Spontanatmung bei nicht zu langer Dauer des Atmungsstillstands in der Regel durch künstliche Atmung in O_2-Atmosphäre mit 5% CO_2 wieder in Gang bringen: die Injektion von Lobelin vermag diese Wiederherstellung weder zu beschleunigen noch zu hemmen. — Auch den Zeitpunkt des Eintritts der asphyktischen Atemlähmung kann Vorbehandlung mit Lobelin nicht hinauszögern, wenn sie auch Veränderungen der relativen Dauer der einzelnen Phasen des Erstickungssyndroms bei der Ratte verursacht (G. DECHARNEUX, L. DAUTREBANDE 1933; H. WALTZ, R. TAUGNER 1953).

Auch bei der Asphyxie des Atemzentrums durch Entblutung zeigen bei der Ratte Lobelin und andere zentrale Analeptika keinen Einfluß auf die Schnelligkeit des Auftretens und die Tiefe der asphyktischen Apnoe (H. WALTZ, R.TAUGNER 1953). Gegen diesen exakt erhobenen Befund fällt die frühere Mitteilung einer Anregung der Atmung durch Injektion von 1,2—1,5 mg/kg Lobelin bei Atmungshemmung durch geringere Grade von Entblutung (S. HARA 1927) wenig ins Gewicht.

Eine besondere Form der zur Apnoe führenden Asphyxie des Atemzentrums ist die *CO-Vergiftung*, bei der es im Gegensatz zu den anderen besprochenen Asphyxiearten nicht zu einer CO_2-Anstauung im Blut, sondern zu einer CO_2-Verarmung kommt (B. BEHRENS, P. PULEWKA 1924; K. THIEL 1933 b). Die Beurteilung der Wirkung atmungsanregender Mittel bei der CO-Vergiftung ist sehr schwierig, weil sich viele durch CO-Einatmen apnoisch gemachte und dann in eine Luftatmosphäre gebrachte Tiere nach einigen Minuten spontan erholen: Sie sollte aus diesem Grund jetzt mit statistischen Methoden durchgeführt werden. — Während die Atmung von Katzen, bei denen die CO-Vergiftung außer der Apnoe auch schon zum Blutdruckabfall geführt hatte, weder spontan noch durch Lobelin noch durch andere Mittel wieder in Gang gebracht werden konnte, fanden B. BEHRENS und P. PULEWKA (1924) bei 12 Katzen nach längerer CO-Vergiftung eine sehr ausgeprägte, mehrere Minuten anhaltende Beschleunigung der Atmung nach der i.v. Injektion von etwa 0,1—1,0 mg/kg Lobelin; die Wirkungsdauer ließ sich dabei nicht beurteilen, weil die künstlich angeregte Atmung ohne Übergangserscheinungen in die wiedereinsetzende natürliche Atmung überging. Es nimmt nicht wunder, daß dieser Befund von Nachuntersuchern gleichfalls an Katzen nur in der Minderzahl der an sich nicht sehr zahlreichen Versuche bestätigt werden konnte (V. A. NORRIS, S. WEISS 1927), da diese Untersucher ihre therapeutischen Versuche erst bei sehr viel weiter fortgeschrittener CO-Vergiftung vornahmen. Die von NORRIS und WEISS behauptete deletäre Wirkung von 1 mg/kg Lobelin i.v. bei CO-vergifteten Katzen wurde nur in 2 Versuchen beobachtet. In den zuletzt zitierten Katzenversuchen sowie in Untersuchungen an Affen (M. J. KING, H. R. HOSMER, M. DRESBACH 1928; S. JELLINEK 1927), die deshalb ausgeführt wurden, weil das Vergiftungsbild beim Affen klinisch der menschlichen CO-Vergiftung recht ähnlich ist, wurde die Wirkung der Lobelininjektion mit der des Einatmens von 5—10% CO_2 verglichen. Dabei soll die letztere Maßnahme, verbunden mit künstlicher Atmung, in der Regel sicherer zur Wiederbelebung geführt haben als die Lobelininjektion allein. Vergleiche mit der Kombination CO_2-Lobelin wurden u. W. nicht angestellt. Am gründlichsten wurde die Beeinflussung der CO-Vergiftung am Hund untersucht (A. I. TSCHERKESS, W. F. MELNIKOWA 1928; K. THIEL 1933 b): Es wurde übereinstimmend gefunden, daß Lobelin in der niedrigen „Hundedosis" von 0,05 mg/kg i.v. bzw. 1—3 mg/kg i.m. die Atmung für mehrere Minuten anzuregen vermag; dabei wird aber auch angegeben, daß bei wiederholter Injektion von Lobelin die Wirkung schwächer wurde und ausblieb, und daß außerdem dann gelegentlich Streckkrämpfe auftraten (K. THIEL 1933 c).

Über den Einfluß von Lobelin auf den Abfall der Hb-CO-Konzentration widersprechen sich die Angaben: Während einerseits (A. I. TSCHERKESS, W. F. MELNIKOWA 1928) gefunden wurde, daß Lobelin ebenso wie der Zusatz von 5% CO_2 bei Einatmen von reinem Sauerstoff den Abfall des CO-Hämoglobinspiegels — die sog. „Entgiftung" zu beschleunigen vermag, wird andererseits angegeben (K. THIEL 1933 c), daß bei Luftatmung Lobelin allein die Entgiftung nicht beschleunigt, diesen Erfolg aber in Kombination mit Hexeton (2 mg/kg) hat — allerdings nicht in so starkem Maß wie das Einatmen von 7% CO_2. Dem CO_2 soll übrigens bei der CO-Entgiftung (K. THIEL 1933 b) auch noch eine nicht durch

Anregung der Atmung zu erklärende Wirkung zukommen; denn auch beim künstlich mit der Starlingpumpe beatmeten Hund mit eröffnetem Thorax beschleunigt CO_2 den Abfall der Hb-CO-Konzentration im Blut. — Die geschilderten Schwierigkeiten der Beurteilung von therapeutischen Effekten bei der CO-Vergiftung treffen in erhöhtem Maß auf die häufig (zuerst von F. König 1926) mitgeteilten „Behandlungserfolge" beim Menschen zu.

a) Der Wirkungsmechanismus der Lobelin-Atmungsanregung. Bis vor 25 Jahren wurde allgemein angenommen, daß die atmungsanregenden Pharmaka ebenso wie die physiologischen atmungsanregenden Faktoren, nämlich O_2-Mangel, CO_2-Spannungserhöhung im Blut und Abfall des Blut-p_H ihre Wirkung unmittelbar am Atemzentrum in der Medulla oblongata entfalten. Die seither immer wieder bestätigten Untersuchungen von C. Heymans und seinen Schülern, die auf Beobachtungen von J. F. Heymans und C. Heymans basierten (J. F. Heymans, C. Heymans 1926, 1927), ergaben, daß die aufgeführten chemischen Einflüsse größtenteils auf 2 Gruppen dem Atemzentrum vorgeschalteter Chemoreceptoren in der Wand der Aorta und der Arteria carotis communis einwirken. So zeigten C. Heymans, J. J. Bouckaert und L. Dautrebande (1931a), daß die Injektion von 0,01—0,1 mg Lobelin in die intakte Arteria carotis eines Hundes eine akute Atmungsanregung zur Folge hat, daß aber die Injektion derselben Dosis wirkungslos bleibt, wenn zuvor die am Sinus caroticus ansetzenden Nervenfasern durchschnitten oder, mit anderen Worten, der Sinus caroticus denerviert wurde.

Ebenso wie Lobelin wirken in diesen Versuchen ausschließlich auf die Chemoreceptoren im Sinus caroticus Nicotin, das in ungefähr $^1/_5$ der Lobelindosis die gleiche Wirkung entfaltete, und außerdem Kaliumcyanid und Natriumsulfid; daß auch der O_2-Mangel im Blut an dieser Stelle angreift, war schon früher gezeigt worden. Für die atmungsanregende Wirkung von Lobelin und Nicotin sowie der anderen genannten Pharmaka erwies es sich als ganz gleichgültig, ob das den Sinus caroticus durchfließende Blut anschließend mit der ganzen injizierten Lobelinmenge das Atemzentrum erreicht oder erst auf Umwegen dorthin gelangt: Bei intakter Sinusinnervierung kam es zur Hyperpnoe, auch wenn alle Carotisäste außer der Arteria lingualis abgebunden waren, während es am denervierten Sinus nicht zur Hyperpnoe kam, auch wenn alle Carotisäste außer der Arteria carotis interna abgebunden waren und somit die gesamte in die Carotis communis injizierte Lobelinmenge direkt zum Hirn weitergeleitet wurde. Nicht einmal die 10—100fach größere Lobelindosis hatte eine Hyperpnoe zur Folge, wenn sie entweder in die Arteria vertebralis oder nach Denervierung des Sinus caroticus in die Carotis communis injiziert wurde; daß dieser letztere Befund von einem Nachuntersucher nicht bestätigt wurde (K. Gollwitzer-Meier 1934), kann auf methodischen Faktoren beruhen, — selbst wenn das nicht der Fall sein sollte, wäre damit noch nicht an der Tatsache gerüttelt, daß die auf i.v. Weg erreichbaren Lobelinkonzentrationen ausschließlich über die Sinus caroticus-Receptoren — oder andere Receptoren im arteriellen System — auf die Atmung einwirken können.

Die Beobachtung, daß Lobelin (sowie andere nicotinähnliche Pharmaka) bei Injektion in die das Hirn versorgenden Arterien keine atmungsanregende Wirkung besitzt, wurde in jüngster Zeit in Anlehnung an hier nicht näher zu erörternde Befunde über die Atmungswirkung von NH_4Cl (H. Winterstein, N. Gökhan 1952, 1953b) und von $NaHCO_3$ (R. Gesell, A. B. Hertzmann 1929) dahingehend gedeutet, daß Lobelin auf diesem Weg nicht imstande ist, die Bluthirnschranke zu durchschreiten und das Atemzentrum zu erreichen (H. Winterstein, N. Gökhan 1953a): Als Beweis für diese Annahme wird angeführt, daß bei 5 von 6 Hunden mit denervierten Sinus carotici, bei denen die i.v. Injektion von 1,0—1,5 mg/Hund Lobelin wirkungslos war, die suboccipitale Injektion von 0,3—1,0 mg Lobelin eine sehr starke Atmungsanregung hervorrief. Diese Deutung verlangt außerdem die zusätzliche Annahme, daß zwischen Liquor und der grauen Hirnsubstanz am Boden des 4. Ventrikels keine weitere Schranke besteht (H. WINTERSTEIN 1953); gegen sie spricht aber der sehr große Unterschied der Dosierung bei beiden Anwendungsarten: Offensichtlich wird bei der i.v. Injektion von ~ 0,1 mg/kg Lobelin die tatsächlich das Hirn erreichende Menge niemals auch nur annähernd so groß sein wie bei der suboccipitalen Injektion von ~ 0,06 mg/kg! Die letztere Dosis ist so groß, daß der erwähnte Befund eigentlich schon nicht mehr in eine Besprechung des Wirkungsmechanismus von Lobelin gehört, zumal er auch noch nicht als gesichert angesehen werden kann: Es wurde nämlich vor nicht allzu langer Zeit berichtet, daß weder bei narkotisierten noch bei nichtnarkotisierten Hunden Lobelindosen von (absolut) 0,1—10,0 (!) mg bei suboccipitaler Injektion oder bei Aufbringung auf den Boden des 4. Ventrikels eine Atmungsanregung hervorzurufen vermögen (J. BEKAERT, L. LEUSEN 1950), während die gleichen Dosen auf i.v. Weg stark atmungsanregend wirkten. Dazu muß allerdings bemerkt werden, daß diese Ergebnisse und die gleichfalls ganz negativen Ergebnisse von H. C. MICHELSON und S. SOBIN (1938) wiederum in Widerspruch stehen zu noch älteren Befunden, denen zufolge die Aufbringung von 0,3%iger Lobelinlösung auf den Boden des 4. Ventrikels (A. CLEMENTI 1928) bzw. die suboccipitale Injektion von 0,2 mg/kg (!) (F. MERCIER, J. DELPHAUT 1936) eine äußerst intensive Atmungsanregung hervorrufen sollte. Der Wert der ersten dieser beiden Mitteilungen wird allerdings durch die Feststellung in Zweifel gezogen, daß die atmungsanregende Wirkung durch Vagotomie aufgehoben wurde.

Zahlreichere Beobachtungen über die Wirkung von entweder intralumbal oder suboccipital injiziertem Lobelin als die genannten Hundeversuche liegen anscheinend beim Menschen und beim Kaninchen vor. Beim Menschen injizierte J. JANOSSY schon 1925 in je 2 Fällen 10 mg Lobelin suboccipital, die bei einer Morphinvergiftung gut vertragen wurden, aber beim Normalen neben Schweißausbruch, Bradykardie, Darmkrämpfen und Brechreiz sowie motorischer Unruhe von mehreren Stunden Dauer keine deutliche Atmungsanregung hervorriefen. Kleinere Lobelindosen um 3 mg sollen bei suboccipitaler Injektion beim normalen Menschen neben Übelkeit, Erbrechen und Bradykardie auch eine Atmungsanregung hervorgerufen haben, die durch 1 mg Atropin s.c. 10 min vor der suboccipitalen Lobelininjektion nicht unterdrückt wurde, wohl aber durch die s.c. Injektion von 30 mg Morphin. Die atmungsanregende Wirkung soll sich nach suboccipitaler Injektion um 2—5 sec später als nach i.v. Injektion manifestiert, dafür aber bis zu einer Stunde gedauert haben (J. JANOSSY 1927). Im Gegensatz zur suboccipitalen Injektion soll die intralumbale Injektion der wirksamen Dosen vollkommen wirkungslos sein (J. JANOSSY 1929; J. BAKUCZ 1927). Auch in jüngster Zeit (J. W. LOOS 1949) wurde noch einmal die suboccipitale Injektion von Lobelin, allerdings in kleineren Dosen, bei der Behandlung von Ertrunkenen oder von Vergiftungen mit Opiumpräparaten empfohlen. — Bei Kaninchen wurde von japanischen Autoren (S. HARA 1927; F. HAZAMA 1927a, b; M. KASAHARA, R. NIIZU) gefunden, daß Lobelin bei verschiedenen Formen der Atmungshemmung auf suboccipitalem Weg meist in kleineren Dosen die Atmung anzuregen vermag als auf intravenösem Weg. Insbesondere soll die Atemlähmung durch suboccipitale Injektion von Lokalanaestheticis durch suboccipitale Lobelininjektion nicht nur beseitigt, sondern auch im Schutzversuch verhindert werden können (Y. L. HUANG 1934).

Ob Lobelin aus dem Liquor in den Blutstrom überzugehen vermag, ist unbekannt: Unterschiede der übergehenden Menge unter verschiedenen Versuchsbedingungen und damit Unterschiede in der an den arteriellen Chemoreceptoren erreichten Konzentrationen könnten vielleicht die Diskrepanzen in den dargestellten Befunden verschiedener Beobachter erklären. Solange diese Frage nicht geklärt ist, läßt sich weder entscheiden, ob es intracerebrale mit dem Atemzentrum in Verbindung stehende Lobelin-(oder Nicotin-)Receptoren überhaupt gibt, noch, ob diese Receptoren vom Liquor aus leichter zu erreichen sind als vom arteriellen Blut aus. Auch die im Hinblick auf die Verhältnisse an anderen vegetativen Zentren (die in den letzten Jahren erst aufgeklärt wurden) fernerliegende Annahme, daß Lobelin und die lobelinartigen Pharmaka nicht an besonderen Receptoren, sondern am Atemzentrum selbst angreifen könnten, entzieht sich zur Zeit noch der experimentellen Prüfung.

b) Die Funktion der Chemoreceptoren. Nachdem einmal gezeigt worden war, daß — zumindest beim Hund — eine auf i.v. Weg sicher atmungsanregende Lobelindosis ihre Wirkung ganz verliert, wenn vorher beide Sinus carotici denerviert werden (C. HEYMANS, J. J. BOUCKAERT, L. DAUTREBANDE 1931a) und somit feststand, daß die Atmungswirkung von Lobelin mit einer Erregung von Chemoreceptoren im arteriellen System gleichzusetzen ist, wurden Einzelheiten dieser Wirkung nur noch im Vergleich und im Zusammenhang mit der Wirkung anderer Pharmaka und anderer chemischer Einflüsse auf Atmung und Kreislauf untersucht. Die Besprechung der Wirkung von Lobelin auf die Chemoreceptoren läßt sich aus diesem Grund nicht von einer allgemeineren Besprechung der Funktion dieser Chemoreceptoren abtrennen. Daß in dieser zum Verständnis der Lobelinwirkung u. E. unerläßlichen Darstellung auch nicht zum engeren Thema gehörige Gesichtspunkte berücksichtigt werden müssen, ergibt sich aus der Natur der Zusammenhänge und aus der Tatsache, daß u. W. keine zusammenfassende Darstellung der chemorezeptiven Funktionen aus jüngster Zeit vorliegt.

Zu den Pharmaka der „Nicotingruppe", die über die Chemoreceptoren des Carotissinus atmungsanregend wirken, gehören außer Lobelin und Nicotin noch Hordenin (R. GAYET, D. QUIVY 1934), Cytisin, Tetramethylammoniumion, Anabasin und Coniin (S. W. ANITSCHKOW, S. ASRATJAN 1937); das auf Grund anderer Eigenschaften häufig hierher gerechnete Spartein hat nur eine ganz geringfügige Wirkung (S. W. ANITSCHKOW, S. ASRATJAN 1937). Besonders wichtig ist, daß bei der isolierten Durchströmung der Sinus carotici mit Blut oder mit Locke-Ringer-Lösung auch Acetylcholin eine fast ebenso starke atmungsanregende Wirkung wie Lobelin besitzt (S. V. ANITSCHKOW, S. ASRATJAN 1937), die sich übrigens durch Atropinisierung nicht aufheben läßt (U. S. v. EULER, G. LILJESTRAND, Y. ZOTTERMAN 1941; J. H. COMROE, J. SCHMIDT 1938; A. SCHWEITZER, S. WRIGHT 1938).

Die Tatsache, daß die lokale Infiltration der Sinus caroticus-Glomus caroticum-Gegend mit großen Dosen von Atropin (1,5—2,0 mg) vorübergehend die Acetylcholinerregung der Chemoreceptoren zu verhindern vermag, beruht nicht auf einer spezifischen Wirkung des Atropins, sondern vielmehr auf seiner nur in großen Konzentrationen nachweisbaren lokalanaesthetischen Wirkung (C. HEYMANS, A. L. DELAUNOIS, L. MARTINI, P. JANSSEN 1953).
Ebenso muß der Befund, daß bestimmte Antihistamine, wie z. B. Phenergan (Atosil) bei intracarotidealer Injektion oder lokaler Infiltration der Gegend des Glomus caroticum die atmungsanregende Wirkung von Lobelin verhindern (J. LECOMTE 1952; S. LANDGREN, G. LILJESTRAND, Y. ZOTTERMAN 1954), als Folge der unspezifischen lokalanaesthetischen Wirkung dieser Antihistamine angesehen werden. Mit einer eventuellen Histaminfreisetzung unter der Einwirkung von Lobelin — Beobachtungen zu diesem Punkt liegen nicht vor — kann die Antihistamin-Aufhebung der Lobelinwirkung schon deshalb nichts zu tun haben, weil Histamin anscheinend keinen Einfluß auf die Chemoreceptoren des Glomus caroticum hat (S. LANDGREN, G. LILJESTRAND, Y. ZOTTERMAN 1954).

Bei länger fortgesetzter Durchströmung der Sinus carotici der Katze mit einer gleichbleibenden Konzentration eines der genannten Pharmaka hört die atemanregende Wirkung bald auf: In diesem Augenblick haben auch alle anderen dieser Gruppe angehörigen Pharmaka ihre atmungsanregende Wirkung verloren. Dabei erstreckt sich diese gekreuzte Mithemmung der Reizwirkung nicotinähnlicher Pharmaka nicht auf die Wirkung des Kaliumcyanids, wohl aber wird — erstaunlicherweise — die Reaktion der Atmung auf eine leichte Ansäuerung der den Sinus durchströmenden Flüssigkeit, wenn auch nicht aufgehoben, so doch wesentlich abgeschwächt (S. W. ANITSCHKOW, S. ASRATJAN 1937).

Man müßte an sich annehmen, daß die mit sauerstoffgesättigter Ringer-Lösung durchströmten Sinus carotici unter extremen Sauerstoffmangel-Bedingungen arbeiten, weil ja die Versorgung der Receptorenzellen mit Sauerstoff vom Oxyhämoglobin her unter diesen Umständen ganz ausfällt. Wenn in den besprochenen Versuchen trotzdem keine anoxämische Chemoreceptorenreizung und Atemanregung auftrat, so erklärt sich das daraus, daß die Chemoreceptoren anscheinend „nicht auf Veränderungen der arteriellen O_2-Konzentration, sondern ausschließlich auf Veränderungen der arteriellen O_2-Spannung ansprechen" (J. H. COMROE, C. F. SCHMIDT 1938). Dieses Verhalten läßt sich sehr schön an Chloralose-narkotisierten Katzen demonstrieren, bei denen durch Veratmung von 1—2% CO in Luft der CO-Hämoglobingehalt des arteriellen Bluts auf 70—80% gesteigert wird (H. N. DUKE, J. H. GREEN, E. NEIL 1952). Diese nahezu vollständige Lahmlegung des Hämoglobin-Sauerstoff-Übertragermechanismus führt nicht zum Auftreten von Chemoreceptoren-Aktionspotentialen im Sinusnerven; sobald aber die derart vergifteten Tiere ein sauerstoffarmes (5% O_2 in 95% N_2) Gasgemisch einatmen, tritt eine deutliche Steigerung der Chemoreceptorenaktionspotentiale auf. Es muß an dieser Stelle betont werden, daß im Gegensatz zu den genannten Pharmaka und zur Asphyxie die Hyperkapnie, die man durch Veratmung von 5—10% CO_2 enthaltender Luftgemische hervorruft, auch am vagotomierten und sinusdenervierten Hund ihre volle atmungsanregende Wirkung behält (C. HEYMANS, J. J. BOUCKAERT, L. DAUTREBANDE 1931a): CO_2 wirkt also nicht oder zumindest nicht ausschließlich auf Chemoreceptoren im arteriellen System, sondern vielmehr direkt auf in der Medulla oblongata gelegene Receptoren ein. Dieser Gegensatz, auf den wir noch zurückkommen werden, drückt sich auch darin aus, daß bei der isolierten Durchströmung der Sinus carotici eines Hundes mit dem Blut aus der Arteria femoralis eines Spenderhundes zwar die Asphyxie des Spenders die Atmung des Empfängers anregt, die Hyperkapnie seines Blutes durch Veratmung CO_2-reicher Luftmischungen aber keinen Einfluß auf die Atmung des Empfängers hat (C. F. SCHMIDT 1932).

Schon die Versuche von J. F. HEYMANS und von C. HEYMANS hatten gezeigt, daß keine kausale Beziehung zwischen der Wirkung der nicotinähnlichen Pharmaka, der Asphyxie und der Gewebeasphyxie erzeugenden Pharmaka auf den Blutdruck und auf die Chemoreceptoren besteht: es mußte somit angenommen werden, daß die Chemosensibilität bestimmter Bezirke der Aorten- und der Carotiswand nichts mit der schon früher entdeckten Baroreceptionsfunktion dieser Bezirke zu tun hat. Den Beweis für die vollständige Trennung der beiden Receptorengruppen haben U. S. v. EULER und seine Mitarbeiter führen können (U. S. v. EULER, G. LILJESTRAND 1936, 1937; U. S. v. EULER, G. LILJESTRAND, Y. ZOTTERMAN 1939). Es gelang ihnen schließlich in äußerst subtilen Versuchen, am Sinus caroticus der Katze die Baroreceptoren zu durchschneiden, ohne die Chemoreceptoren zu schädigen; dabei zeigte sich, daß diejenigen Fasern des Sinusnerven, die sich in der Wand des Sinus caroticus ausbreiten, baroreceptorische Funktionen erfüllen. Die Chemoreceptorenfasern können daher nur aus

dem der Carotiswand nahe anliegenden Glomus caroticum stammen, das schon
auf Grund morphologischer Befunde seit langer Zeit als Receptorenfeld für
chemische Reize angesehen wurde (F. DE CASTRO 1926, 1927). Das sensible Organ
im Glomus caroticum besteht aus Strängen runder epitheloider Receptorenzellen,
an, zwischen und in denen Endigungen afferenter Nervenfasern liegen (F. DE
CASTRO 1926, 1927, 1951; W. W. HOLLINSHEAD 1943). Außerdem werden ver-
einzelte Ganglienzellen angetroffen, von denen man aber nicht glaubt, daß sie
zur chemorezeptiven Funktion in Beziehung stehen (J. F. NONIDEZ 1935).

Ein dem Glomus caroticum im Bau ganz analoges Glomus aorticum liegt
beim Hund dorsal von der Aorta ascendens, bei Katzen gleich im Beginn der
Aorta in der Höhe des Abgangs der Coronarterien (J. H. COMROE 1939). Die
Lokalisation der Chemoreceptoren in diesen beiden Glomera ließ sich durch die
genaue Feststellung der chemosensiblen Wandbezirke von Aorta und Carotis
bestätigen: diese Lokalisation wurde bei Hund und Katze durch die Injektion
kleinster Lobelin- oder Cyaniddosen durch Gummikatheter auf bestimmte eng
umschriebene Teile der Aortenwand durchgeführt (J. H. COMROE 1939) und
zeigte, daß der maximal sensible Bezirk mit der Abgangsstelle eines kleinen,
zum Glomus aorticum führenden Gefäßes übereinstimmt; das gleiche ließ sich
für die Abgangsstelle des Gefäßes zum Glomus caroticum am Sinus caroticus
durch systematische Unterbindungsversuche zeigen (K. GOLLWITZER-MEIER
1934; C. F. SCHMIDT 1932).

In relativ einfacher Weise lassen sich übrigens am Sinusnerven die Aktionspotentiale von Baroreceptoren und von Chemoreceptoren unterscheiden: nachdem
hier einmal gezeigt worden war (A. SAMAAN, G. STELLA 1935), daß die Infusion
von Cyanid nur die Zahl der kleinen Potentialschwankungen von größerer
Frequenz erhöht, aber keinen Einfluß auf die großen pulssynchronen "spikes"
hat, wurde dieser Befund bald auf die Chemoreceptorenerregung durch O_2-
Mangel, Hyperkapnie, Lobelin und Nicotin ausgedehnt (U. S. v. EULER, G. LIL-
JESTRAND, Y. ZOTTERMAN 1939a); außerdem verschwanden bei der Durchschneidung der direkt an der Sinus caroticus-Wand ansetzenden Fasern die
großen Spikes vollständig, während die kleinen chemoreceptorischen Aktionspotentialschwankungen nicht beeinflußt wurden.

Eine gewisse Verwirrung entsteht nun dadurch, daß die Reizung der Chemoreceptoren nicht nur die Atmung, sondern auch den Kreislauf beeinflußt: schon
1928 wurde gezeigt (B. A. HOUSSAY, E. HUG 1928), daß Durchblutung eines
isolierten Hundekopfs vom Spenderhund aus mit lobelinhaltigem oder nicotin-
haltigem Blut außer der Hyper- und Tachypnoe des Kopfes zu einer Bradykardie
und sogar zu einem Herzstillstand führt, die nur durch den Vagus vermittelt
werden konnten und auf zentraler Vagusreizung beruhen mußten; diese bradykardie-erzeugende Wirkung erfolgt über den Sinus caroticus (C. HEYMANS,
J. J. BOUCKAERT, L. DAUTREBANDE 1931b, c). Außerdem wird aber auch die
Blutdruckerhöhung durch Verengung der Gefäße sowie die analoge Milzkontraktion unter der Einwirkung von Lobelin- und nicotinähnlichen Pharmaka,
von KCN, Na_2S und von Asphyxie durch die Chemoreceptoren in Carotis und
Aorta vermittelt (C. HEYMANS, J. J. BOUCKAERT, U. S. v. EULER, L. DAUTRE-
BANDE 1932; C. HEYMANS, J. J. BOUCKAERT, H. HANDOVSKY 1935; J. H. COM-
ROE 1939). Dabei scheinen gewisse Anteile des chemorezeptiven Systems be-
vorzugt, wenn auch nicht ausschließlich, die blutdruckerhöhenden Einflüsse
anderer Anteile bevorzugt die atmungsanregenden Einflüsse zu vermitteln
(U. S. v. EULER, G. LILJESTRAND 1936, 1937; G. LILJESTRAND 1951; J. H. COM-
ROE 1939). In der Verteilung dieser beiden Arten von Chemoreceptoren bestehen
Speciesunterschiede (J. H. COMROE 1939): beim Hund wird z. B. der Blutdruck-

anstieg bevorzugt durch die Aortenchemoreceptoren und die Atmungsanregung bevorzugt durch die Carotischemoreceptoren vermittelt, bei der Katze dagegen wird die an sich geringe Blutdrucksteigerung auf Chemoreceptorenreize ebenso wie die Atmungsanregung in erster Linie vom Glomus caroticum und erst in zweiter Linie vom Glomus aorticum aus übertragen. (Die Ausschaltung der Receptoren des Glomus aorticum in derartigen Versuchen erfolgt durch die Vagotomie, weil ja der zentripetale Nerv vom Glomus aorticum aus im Nervus vagus verläuft. Beim Hund konnte J. H. COMROE 1939 eine nervöse Verbindung vom Glomus aorticum zum rechten Nervus vagus isolieren, deren elektrische Reizung hauptsächlich Blutdruckanstieg und außerdem eine leichte Atmungsanregung bewirkte).

Neben dieser unvollständigen Trennung der Chemoreceptoren nach den durch sie vermittelten Funktionen gibt es mit Sicherheit getrennte Receptoren für die verschiedenen Gruppen von Substanzen, die die Chemoreceptoren zu erregen vermögen. Dabei muß eine Gruppe von Chemoreceptoren unterschieden werden, die auf Hypoxie, Hyperkapnie, CN'-Ionen, S''-Ionen und vielleicht auch auf p_H-Senkungen anspricht, während eine andere Gruppe die Wirkungen von Acetylcholin, Lobelin, Nicotin und nicotinähnlichen Pharmaka vermittelt. Die Reizung beider Gruppen von Chemoreceptoren hat eine Vermehrung und Steigerung der kleinen Aktionspotentialschwankungen im Sinusnerven zur Folge (U. S. v. EULER, G. LILJESTRAND, Y. ZOTTERMAN 1939b, 1941): während aber die Aktionspotentialschwankungen bei Hypoxie und bei Hyperkapnie von einem bestimmten Schwellenwert an (für Hypoxie 29% O_2 in N_2 in der Einatmungsluft und für Hyperkapnie ein Druck von 30 mm Hg CO_2 in der Alveolarluft) auftreten und mit Vergrößerung des Reizes bis zu einem Maximum zunehmen, das dann bei weiterer Steigerung des Reizes nicht mehr überschritten wird, führt die Steigerung der Konzentration von Lobelin und nicotinähnlichen Pharmaka im den Sinus caroticus durchströmenden Blut über das Maximum hinaus nicht nur nicht mehr zu einer weiteren Steigerung, sondern schließlich zu einem Verschwinden der Chemoreceptoren-Potentialschwankungen, die bei der gleichen Konzentration ausbleiben, bei der die atembeschleunigende Wirkung in eine atemlähmende Wirkung übergeht.

Auf einen grundsätzlichen Unterschied zwischen beiden Chemoreceptorengruppen läßt diese Beobachtung allein noch nicht schließen; ein derartiger Unterschied wird aber durch die Feststellung wahrscheinlich gemacht, daß die intracarotideale Injektion von Ammoniak in ganz kleinen Mengen das Auftreten von Chemoreceptoren-Potentialschwankungen durch Hypoxie und Hyperkapnie oder die Wirkung von Cyaniden völlig aufhebt, während es die Potentialschwankungen durch Injektion von Lobelin, Nicotin und Acetylcholin nicht beeinflußt (U. S. v. EULER, G. LILJESTRAND, Y. ZOTTERMAN 1939b, 1941). Aus dieser Beobachtung geht nur hervor, daß die beiden Gruppen von Receptoren voneinander getrennt sein müssen und daß nur eine der beiden Gruppen durch Ammoniak gelähmt wird; es wurde aber der viel weiter gehende Schluß daraus gezogen, daß die Beziehung zwischen beiden Gruppen von Receptoren hierarchisch gestaffelt sei: dabei sollen die auf Nicotin und Lobelin oder Acetylcholin empfindlichen Receptoren zentraler als die Hypoxie- und Hyperkapnie-Receptoren liegen.

Die Stelle, an der Nicotin, Lobelin und Acetylcholin angreifen, soll die „intracelluläre Synapse" in den Epithelien der Glomera sein, an der die von J. F. NONIDEZ (1935) nachgewiesenen und nach DE CASTRO (1951) sicher vorhandenen sensiblen Nervenendigungen im Plasma der Epithelzellen auslaufen (U. S. v. EULER, G. LILJESTRAND, Y. ZOTTERMAN 1941; C. F. SCHMIDT, J. H. COMROE JUN.

1940; G. LILJESTRAND 1951a, b; S. LANDGREN, G. LILJESTRAND, Y. ZOTTERMAN 1952). Von den Anhängern der Lehre von der intracellulären Synapse in den chemorezeptiven Glomera wird angenommen, daß an dieser Synapse Acetylcholin auftritt und als physiologische Überträgersubstanz fungiert, weil die bei O_2-Mangel im Sinusnerven auftretenden Aktionspotentiale der Chemoreceptoren durch Cholinesterasehemmer, wie Eserin (G. LILJESTRAND 1951b), Diisopropyl-fluorphosphat (DFP), Tetraäthyrlpyophosphat (TEPP) sowie die »anticholin-estérasiques mineurs« Ergotamintartrat, Morphinchlorhydrat, NaF und Natrium-citrat (S. LANDGREN, G. LILJESTRAND, Y. ZOTTERMAN 1952) verstärkt werden, gleichgültig ob die genannten Pharmaka lokal auf das Glomus caroticum auf-gebracht oder intraarteriell injiziert werden.

Die hemmende Wirkung von kleinen NH_3-Mengen auf die O_2-Mangelwirkung an den Chemoreceptoren wird bei dieser Annahme durch eine Beschleunigung der Acetylcholinspaltung durch Cholinesterasen im alkalischen Milieu erklärt — eine Erklärung, die deshalb durch die gleiche Wirkung kleiner Mengen Na_2CO_3 keine einwandfreie Bestätigung erfährt, weil Na_2CO_3 anscheinend auch die Wirkung des dem Postulat nach an der gleichen Stelle wie Acetylcholin an-greifenden Lobelins abschwächt (S. LANDGREN, G. LILJESTRAND, Y. ZOTTERMAN 1952).

Eine noch weiter getriebene Deutung ist die, daß an der intracellulären Synapse der Glomera beständig Acetylcholin in kleinen Mengen entsteht und daß Hypoxie und Hyperkapnie die Chemoreceptoren dadurch beeinflussen, daß sie zu einer Ansäuerung des Zellmilieus und damit zu einer Verlangsamung des Acetylcholinabbaues, oder mit anderen Worten, einer „Sensibilisierung gegen Acetylcholin" führen (R. GESELL, E. T. HANSEN 1945). Es muß aber ein-schränkend bemerkt werden, daß bis heute nicht gezeigt werden konnte, daß im Glomus caroticum bei physiologischer oder pharmakologischer Reizung über-haupt Acetylcholin auftritt und daß eine Reihe von Befunden (C. HEYMANS, A. L. DELAUNOIS, L. MARTINI, P. JANSSEN 1953) gegen die Annahme eines Auftretens von Acetylcholin in den Chemoreceptorenzellen sprechen (W. W. HOLLINSHEAD, C. H. SAWYER 1945).

Gegen die Hierarchisierung der beiden Chemoreceptorengruppen sprach von vornherein die schon erwähnte Beobachtung (S. W. ANITSCHKOW, S. ASRATJAN 1937), daß am isoliert durchströmten Sinus caroticus trotz der Aufhebung der Acetylcholinempfindlichkeit durch vorherige Durchströmung mit nicotinhaltiger Lösung KCN seine volle Wirkung behält — sowie die Tatsache, daß bei der Durchströmung des isolierten Sinus mit lähmenden Lobelinkonzentrationen gleichzeitige Hypoxie des Durchströmungsblutes immer noch eine Atmungs-anregung hervorruft.

Endgültig widerlegt scheint die Theorie von der zentraleren Stellung der Nicotin-Lobelin-Acetylcholin-Receptoren durch Beobachtungen über die Wirkung von Ganglienblockern: so wurde gefunden, daß Tetraäthylammonium-Dauer-infusionen die blutdrucksteigernde und die atmungserregende Wirkung von Acetylcholin (in hohen Dosen), von Nicotin und von Lobelin aufheben, ohne irgendeinen Einfluß auf die Wirkungen von Hypoxie, Hyperkapnie oder Cyanid-injektionen auszuüben (G. K. MOE, L. R. CAPO, B. PERALTA 1948), daß — gleich-falls beim Hund — Hexamethonium in einer Dosis von 3 mg/kg die atmungs-anregende Wirkung von Lobelin, Nicotin und dem in dieser Beziehung ähnlich wirkenden Bischolinester der Sebacinsäure vorübergehend aufhebt (K. H. GINZEL, H. KLUPP, G. WERNER 1952), daß bei der Katze Hexamethonium in sicher ganglienblockierenden Dosen die Wirkung von Acetylcholin, Lobelin und Nicotin auf die Atmung aufhebt, die Reaktion auf Anoxie oder Cyanidinjektion dagegen nicht beeinflußt (W. W. Douglas 1952), und daß das ganglienblockierende N-n-Butylscopolamin in etwa den gleichen Dosen, die zur Blockierung des Ganglion cervicale superius erforderlich sind, die Atmungs- und Blutdruckreaktionen auf Lobelin und Nicotin völlig aufhebt, die Anoxie- und Cyanidempfindlichen Chemoreceptoren dagegen nicht beeinflußt (G. Peters, H. Wick 1953).

Im Gegensatz zu den genannten Untersuchern gelang es allerdings C. Heymans (C. Heymans, A. L. Delaunois, L. Martini, P. Janssen 1953) nicht, die Atmungsanregung nach der Injektion von Acetylcholin und Lobelin durch Vorbehandlung mit Tetraäthylammonium, Hexamethonium und Azamethonium-Bromid (Pendiomid) zu unterdrücken. Die Ursachen dieser Divergenz müssen in weiteren Untersuchungen aufgeklärt werden.

Die Ganglienblocker scheinen also die acetylcholin-, lobelin-nicotinempfindliche Receptorengruppe in der gleichen Weise zu lähmen wie die Ammoniakinjektion die anoxieempfindlichen Receptoren; da die Ganglienblocker die Funktion der letzteren nicht beeinflussen, können die ersteren den letzteren kaum übergeordnet sein. Rückblickend gesehen, erschien eine solche Überordnung eigentlich schon deshalb unwahrscheinlich, weil sich beide Gruppen von Chemoreceptoren mit der gleichen Leichtigkeit durch einen so geringfügigen Eingriff wie die Injektion von 0,3 cm³ 0,5 normaler Essigsäure in die Carotis des Hundes gleich leicht und gleich schnell außer Funktion setzen lassen, während z. B. die Baroreceptoren diesem Eingriff unbeeinträchtigt widerstehen (B. E. Gernandt 1946). — Wenn die spezifische Hemmwirkung der untersuchten Ganglienblocker — TEA, C 6 und Butylscopolamin tatsächlich an den Receptoren selbst angreift, so ist sie eine der ganz wenigen Wirkungen von Ganglienblockern auf andere Teile des Nervensystems als die ganglionären Synapsen (W. J. M. Paton, E. Zaimis 1953). Beobachtungen der jüngsten Zeit (K. Gollwitzer-Meier, E. Witzleb 1953) machen es auch tatsächlich wahrscheinlich, daß die Ganglienblocker diese Wirkung an einer Stelle ausüben, die nicht zentraler als das Glomus caroticum liegen kann: die intracarotideale Injektion von 1 mg Hexamethoniumbromid hebt nämlich bei der Katze für die Dauer von 2—3 min die Steigerung der Aktionspotentiale durch die intracarotideale Injektion von Lobelin und von Acetylcholin auf.

Ebenso wirken auch 0,5 mg Atropin, 1,5—3 mg d-Tubocurarin sowie 100—200 mg (!) Tetraäthylammoniumbromid und 2 mg Dekamethoniumjodid (S. Landgren, G. Liljestrand, Y. Zotterman 1952). Aufs äußerste erschwert wird allerdings die Deutung der aus den Aktionspotentialregistrierungen abgeleiteten Schlüsse dadurch, daß Hexamethonium in der angegebenen Dosis auch die Potentialsteigerung im Sinusnerven bei Anoxämie unterdrückt (K. Gollwitzer-Meier, E. Witzleben 1953), daß d-Tubocurarin in der angegebenen Dosis gleichfalls die Aktionspotentialsteigerung durch O_2-Mangel abschwächt und daß schließlich auch Tetraäthylammoniumbromid und Atropin, wenn auch in sehr viel geringerem Maß oder in sehr viel höheren Dosen als gegen Lobelin auch gegen die Anregung der Aktionspotentiale durch O_2-Mangel wirken (S. Landgren, G. Liljestrand, Y. Zotterman 1952). Da, wie wir gesehen hatten, Hexamethonium die anoxämiebedingte Atmungssteigerung nicht beeinflußt, und da die anderen genannten, mehr oder minder stark ganglienblockierenden Mittel die O_2-Mangel-Aktionspotentiale nur recht geringfügig beeinflussen, dürfte durch diese Befunde die Hypothese von der hierarchischen Übereinanderordnung der an den Chemoreceptoren angreifenden Reize auch dann nicht bewiesen sein, wenn man die Deutung von G. K. Moe, L. R. Capo und B. Peralta (1948) akzeptiert, daß man ,,erwarten müßte, daß eine derartige intracelluläre Synapse für TEA unzugänglich sein wird, während die Wirkung von exogenem Acetylcholin (oder Nicotin oder Lobelin) vom TEA natürlich noch verhindert werden könnte". — Ein weiterer merkwürdiger Befund bei der Registrierung der Aktionspotentiale vom Sinusnerven ist der, daß Pentamethonium im Gegensatz zu TEA, Hexamethonium und Butylscopolamin und anscheinend übereinstimmend mit Tetramethylammonium die Chemoreceptoren zunächst stark reizen und dann erst lähmen soll (K. Gollwitzer-Meier, E. Witzleben 1953).

Außer den beiden besprochenen scheint es noch weitere Gruppen von Chemoreceptoren im Glomus caroticum (und wahrscheinlich im Glomus aorticum) zu geben:

Phenyl-Diguanid besitzt nämlich (G. S. Dawes, J. C. Mott, J. G. Widdicombe 1952) die gleiche durch den Carotissinus vermittelte Atemwirkung wie Nicotin und Lobelin; diese Atemwirkung läßt sich aber nicht durch TEA, wohl aber durch Novocain und 2-α-naphthyl-äthyl-isothioharnstoff aufheben, die beide keinen Einfluß auf die Wirkung von Nicotin und Lobelin einerseits und von Cyaniden andererseits besitzen. — Im teilweisen Widerspruch zu diesem an Katzen erhobenen Befund wurde aber berichtet (R. Hazard 1945; R. Hazard, E. Corteggiani 1944), daß 20—50 mg/kg Novocain i.v. beim Hund die Atmungs-, Blutdruck- und Darmwirkung von anschließend gegebenem 0,25—0,50 mg/kg Lobelin zum größten Teil, wenn auch nicht ganz, zu unterdrücken vermögen.

Ob diejenigen Chemoreceptoren, die durch die Injektion von 5-oxy-Tryptamin (Serotonin) beim Hund erregt (W. W. Douglas, C. C. Toh 1952) und bei der Katze gelähmt werden (G. Reid, M. Rand 1951), mit einer der genannten Chemoreceptorengruppen identisch sind oder eine 4. unabhängige Gruppe darstellen, ist z. Z. noch unbekannt.

Vor kurzem wurde gefunden (J. A. Schneider, F. F. Yonkman 1954), daß sich die Atmungswirkung von 5-oxy-Tryptamin bei Hund, Katze und Kaninchen durch Bivagotomie und gleichzeitige Durchtrennung des Rückenmarks in Höhe von C 6 aufheben läßt. Der daraus abgeleitete Schluß, daß 5-oxy-Tryptamin die Atmung nicht über arterielle Chemoreceptoren, sondern über pulmonale "stretch receptors" (G. S. Dawes, J. H. Comroe jr. 1954) beeinflußt, ist nicht absolut zwingend: es bleibt denkbar, daß Serotonin bevorzugt auf arterielle Chemoreceptoren im Bereich der Aorta einwirkt.

Schließlich muß an dieser Stelle noch ein weiteres Pharmakon erwähnt werden, das vielleicht über eigene Receptoren, vielleicht aber auch über eine der schon besprochenen Receptorengruppen die Atmung vom Glomus caroticum und vom Glomus aorticum aus anregt (R. G. Niens, J. W. Severinghaus, J. H. Comroe 1953): es ist das Papaverin, das bei Hunden und Katzen in Dosen von 0,25 mg bis zu 20 mg bei intracarotidealer oder intra-auriculärer Injektion eine Atmungsanregung bewirkt, die sich durch Denervierung des Sinus caroticus bzw. durch Vagotomie (für die Aortenreceptoren) unterdrücken läßt. Die Papaverin-empfindlichen Receptoren können keinesfalls mit den Lobelin-Nicotin-Receptoren identisch sein, da atemlähmende Papaverindosen die Reaktion auf anschließend gegebenes Lobelin oder Cyanid nicht aufheben und da außerdem die Papaverinatmungsanregung durch Vor-injektion von Hexamethonium nicht beeinflußt wird; sie unterscheiden sich außerdem von den bisher geschilderten Receptoren dadurch, daß die Latenzzeit zwischen Injektion und Atmungsanregung ungefähr doppelt so lang ist: sie beträgt nämlich 4,0—5,6 sec bei intra-carotidealer Injektion (im Vergleich zu 2,0 sec für Lobelin). Es muß allerdings erwähnt werden, daß von anderer Seite (A. Enders, L. Schmidt 1952) gefunden wurde, daß die atmungsanregende Wirkung des Papaverins nichts mit dem Chemoreceptorenmechanismus zu tun hat, sondern an cerebralen Receptoren angreift — eine Feststellung, die von J. H. Comroe und Mitarbeitern (1953) dahingehend erklärt wird, daß in diesen Versuchen wahr-scheinlich hauptsächlich die nichtdenervierten Aortenchemoreceptoren erregt worden waren.

Da an der Wiege der Isolierung und Erforschung des Lobelins Untersuchungen standen, in denen H. Wieland (1915) gezeigt hat, daß unter der Einwirkung von Lobelia-Alkaloiden und von Lobelin (Hermann Wieland, R. Mayer 1922) die Atmung der Taube bereits bei kleineren CO_2-Konzentrationen in der Alveolarluft in Gang kommt als in Abwesenheit von Lobelin, müssen wir uns hier nochmals mit dem Kohlendioxyd beschäftigen, ohne auf die Streitfrage eingehen zu wollen, ob CO_2 seine atmungsanregende Wirkung per se oder nur als Säure (H. Winterstein 1911; H. Winterstein 1953) entfaltet. Das Kohlendioxyd scheint das einzige der genannten und besprochenen Atmungsstimulantien zu sein, dessen Wirkung doppelt gesichert ist: wie wir sahen, wirkt es einerseits als Reiz für die anoxieempfindlichen Chemoreceptoren des Sinus caroticus (s. hier auch T. Bernthal 1934), andererseits vermag es auch nach Ausschaltung der Carotis- und Aortenchemoreceptoren die Atmung anzuregen. Die letztere cerebrale Wirkung von CO_2 beruht wahrscheinlich auf der Beeinflussung von besonderen in der Medulla oblongata gelegenen Receptoren, für die es gleichfalls ein spezifisches Gift gibt, nämlich die Chloralose, die ausschließlich die cerebrale Reizwirkung der CO_2, nicht aber die Beeinflussung der Atmung auf reflektorischem Weg oder über die Chemoreceptoren stört (C. v. Euler, U. Söderberg 1952a, b). Da somit CO_2 und Lobelin das Atmungszentrum von verschiedenen Receptoren aus zu erhöhter Tätigkeit anregen, ist es nicht erstaunlich, daß Lobelin die

Wirkung von CO_2 hyperadditiv steigert, wie das in den zitierten Untersuchungen von HERMANN WIELAND an der Taube und in jüngster Zeit durch O. KERN und H. WICK (O. KERN 1953; O. KERN, H. WICK 1954) am Hund exakt bewiesen wurde: die letzteren Untersucher fanden, daß während einer Dauerinfusion von Lobelin in Dosen von 4,5—33 μg/kg/min die Kurven, die das Atemvolumen pro min in Abhängigkeit von der CO_2-Konzentration in der Einatmungsluft in einem Bereich von 0—6% CO_2 darstellten, nicht nur nach der Seite der größeren Atemvolumina parallel verschoben waren — was einem additiven Effekt entsprochen hätte — sondern auch viel steiler verliefen als in Abwesenheit von Lobelin. Diesen Befund würde man in der gängigen, kürzlich von H. WINTER-STEIN (1953, 1954) zu Recht kritisierten Ausdrucksweise als Steigerung der CO_2-Erregbarkeit des Atemzentrums durch Lobelin bezeichnen. Da hierbei unter Erregbarkeit nur die CO_2-Erregbarkeit verstanden wird, ziehen wir es vor, uns an die klarer definierten pharmakologischen Begriffe der additiven bzw. hyperadditiven Wirkung zu halten.

Daß zwei Pharmaka, die, wie CO_2 und Lobelin, von verschiedenen Wirkungsorten aus gleiche Wirkung hervorrufen, ihre Wirkungen gegenseitig hyperadditiv steigern, entspricht durchaus den pharmakologischen Regeln, wenn auch die Demonstration der hyperadditiven Steigerung der Wirkung steigender Lobelindosen durch CO_2 noch aussteht. Im Gegensatz zur Hyperkapniewirkung läßt sich die Hypoxiewirkung nach den Befunden von O. KERN (1953) durch Lobelin nur additiv und nicht hyperadditiv steigern: hier ist, wie wir sahen, der Wirkungsmechanismus zwar leicht verschieden, aber anscheinend nicht genügend unterschieden, um eine Potenzierung zu bedingen. Gegen diese zu einfache Deutung spricht allerdings die Feststellung, daß es auch nicht gelang (O. KERN 1953; O. KERN, H. WICK 1954), eine hyperadditive Wirkungssteigerung der Hyperkapnie durch die Hypoxie zu demonstrieren; vielleicht liegt das daran, daß in der Mehrzahl der genannten Versuche als Narkoticum gerade Chloralose verwandt wurde. Die durch Lobelin ausgelöste Hyperpnoe hat, wie zu erwarten, eine Verarmung der Alveolarluft an CO_2 zur Folge (R. G. SMITH 1928). Es dürfte aber kaum zutreffen, daß diese Hypokapnie der Alveolarluft und des arteriellen Bluts derjenige Faktor ist, der die Lobelin-Hyperpnoe beendigt; denn schon in früheren Untersuchungen wurde mehrfach gefunden, daß die CO_2-Spannung im arteriellen Blut schon zu einem Zeitpunkt wieder ansteigt, zu dem die Lobelinhyperpnoe noch nicht abgeklungen ist, und daß trotzdem die Lobelin-Hyperpnoe nach dem Wiederanstieg der CO_2-Spannung aufhörte (S. WRIGHT, F. R. CURTIS 1929).

Die Anregung der Atmung durch Lobelin bei Hypokapnie ist schon im Zusammenhang mit der Lobelinwirkung bei der CO-Vergiftung besprochen worden.

c) **Der Lobelin-Husten.** Schon bei der Untersuchung der Atmungs- und Kreislaufwirkung des Lobelins war verschiedenen Untersuchern (z. B. M. HOCHREIN, R. MEIER 1929) aufgefallen, daß nach intravenöser Injektion von 3—7 mg Lobelin beim Menschen der Atmungsanregung ein kurzer Hustenstoß — manchmal nur ein nicht unterdrückbares Räuspern — vorangeht. Ganz kurze Zeit vor dem Hustenstoß oder gleichzeitig damit treten eigentümliche subjektive Empfindungen im Bereich der Trachea und des Kehlkopfs auf: wenn Patienten aufgefordert wurden, das Auftreten dieser Empfindungen durch Erheben der Hand anzuzeigen, so wurde die Hand meist gleichzeitig mit dem Hustenstoß, manchmal ganz kurz vor dem Hustenstoß und etwas seltener 1—2 sec nach dem Hustenstoß gehoben (F. V. PICCIONE, L. J. BOYD 1941).

Die Empfindungen werden recht verschieden beschrieben. Es ist die Rede von einem leichten Erstickungsgefühl, „als ob Rauch in die Kehle gekommen

sei", wobei das Erstickungsgefühl so stark sein kann, daß die Patienten Angst
vor einer wiederholten Injektion haben; ja, es wird sogar berichtet, daß „das
Bild eines schweren Bronchospasmus" aufgetreten sei (K. BERLINER 1940).
Andererseits wird auch von einem substernalen Brennen und einer substernalen
Beklemmung (distress) gesprochen (J. E. ECKENHOFF, J. H. COMROE JUN. 1951),
von anderen Patienten dagegen wiederum nur von einem Kitzeln in der Kehle
(F. V. PICCIONE, L. J. BOYD 1941); das eigentümliche Gefühl in der Kehle soll
auch manchmal mit Geruchsempfindungen (Chlorgeruch, Jodgeruch, Kampfer-
geruch, Alkoholgeruch) einhergehen (A. BILIMOVIČ 1942). Der Hustenstoß selbst
soll sich für den geübten Beobachter durch eine eigentümliche Klangfarbe leicht
von „spontanem" Husten oder Reizhusten unterscheiden lassen (A. CAMELIN,
A. MASBERNARD, M. DELESTRAS 1953). Ob ein Kausalzusammenhang zwischen
dem Auftreten der subjektiven Empfindung und dem Hustenstoß besteht, läßt
sich z. Z. nicht entscheiden. Der Lobelinhusten hat insofern praktische Bedeutung erlangt, als auf seinem Auftreten eine Methode zur Bestimmung der
Blutumlaufzeit von der Vena cubitalis bis zu den Halsarterien aufgebaut wurde
(I. T. TEPLOW, W. G. SCHOR 1935); dabei wurde der Hustenstoß als Indicator
für das Eintreffen des injizierten Lobelins im Gebiet der Halsarterien gewählt,
weil er einerseits einen schärferen Endpunkt als die im übrigen nur pneumo-
graphisch erfaßbare Atmungsbeschleunigung abgibt und weil er bei Wahl ge-
eigneter Lobelindosen mit größerer Regelmäßigkeit nachweisbar ist als die
Atmungsbeschleunigung (A. MASBERNARD, A. CAMELIN 1953). Stillschweigend
wird dabei gewöhnlich angenommen (D. MOSCO 1939), daß der Lobelinhusten
wie die Lobelinhyperpnoe über die Chemoreceptoren des Carotissinus ausgelöst
wird, obwohl diese Annahme keineswegs bewiesen ist: es ist nämlich ebenso gut
denkbar, daß der Lobelinhusten durch die Chemoreceptoren des Glomus aorticum
vermittelt wird oder daß er als Folge der subjektiven Empfindungen in der Trachea
auf Grund von spezifischen Reizwirkungen des Lobelins an ganz anderen Stellen
des Atmungsapparats zustande kommt. Eine der beiden letzteren Annahmen
würde die Feststellung erklären, daß bei 6—8% der untersuchten gesunden und
kranken Menschen die Zeit zwischen der Injektion einer Lobelindosis in die
Vena cubitalis und dem Auftreten des Hustenstoßes erheblich kürzer ist als
die mit anderen Methoden gemessene „Arm-Zungen-Zeit" (H. H. HUSSEY,
D. P. CYR, S. KATZ 1942), daß mit anderen Worten mit der Lobelinmethode
hier nicht die Arm-Zungen-Zeit, sondern die Arm-Lungen-Zeit gemessen wurde.
Trotzdem spricht die gute Übereinstimmung der Lobelinzeit mit der Arm-Zungen-
Zeit bei der Mehrzahl der untersuchten Vp. zusammen mit den befriedigenden
Ergebnissen zahlreicher Untersucher mit der Lobelinmethode zur Umlaufzeit-
bestimmung in der Kreislaufdiagnostik (F. C. ARRILLAGA, L. DE SOLDATI 1939;
Z. CICVÁREK 1950; A. BILIMOVIČ 1942; B. R. HILLIS, J. C. C. KELLY 1951;
W. LOLOW 1946; B. F. MAGALHAES, Q. DE MESQUITA 1942; A. MASBERNARD,
A. CAMELIN 1953; A. CAMELIN, A. MASBERNARD, M. DELESTRAS 1953; D. MOSCO
1939; D. MOSCO 1940; D. MOSCO 1941; N. KADENAS 1940; C. PLASVIČ 1951;
A. B. ROTOR, A. J. DAMIAN, G. F. AUSTRIA 1941; F. SORDI 1941; L. STANOJEVIČ
1938; L. STANOJEVIČ, B. DJORDJEVITCH 1938; L. STANOJEVIČ 1949; E. TRI-
MARCHI 1938; E. TRIMARCHI, S. CRISAFULLI 1939; O. VOLGIN, L. STANOJEVIČ,
B. DJORDJEVITCH 1936, O. VOLGIN, L. STANOJEVIČ 1936, O. VOLGIN, L. STANOJEVIČ
1938; M. WILBURNE 1942) dafür, daß in der Mehrzahl der Fälle das Auftreten
des Lobelinhustens tatsächlich durch das Eintreffen des Lobelins im Hals- oder
Kopfbereich ausgelöst wird.

Die zur Auslösung des Lobelinhustens erforderlichen Dosen werden verschieden
angegeben: die zuverlässigste Untersuchung der letzten Zeit an einem größeren

Material (A. MASBERNARD, A. CAMELIN 1953) hat gezeigt, daß bei einer Dosis von 0,05 mg/kg i.v. der Husten höchstens in 4—5% der Versuche ausbleibt. Bei Patienten mit Herzinsuffizienz ist nach der übereinstimmenden Meinung aller Untersucher eine höhere Dosis erforderlich. Bemerkt werden muß, daß sich der Lobelinhusten in keinem Fall beim Bestehen von CHEYNE-STOKESscher Dyspnoe auslösen läßt (L. STANOJEVIČ 1938; A. MASBERNARD, A. CAMELIN 1953), — auch dann nicht, wenn die Lobelininjektion die CHEYNE-STOKES-Dyspnoe vorübergehend für einige Minuten bessert. Die Angabe, daß die vorherige Verabreichung von Barbitursäurederivaten, wie z. B. Seconal, das Auftreten des Lobelinhustens verzögern und manchmal sogar verhindern kann (K. BERLINER, A. LILIENFELD 1942), steht im Widerspruch zu neueren Befunden (B. R. HILLIS, J. C. C. KELLY 1951). — Außerdem soll aber auch ein voller Magen die Hustenreaktion verzögern oder aufheben können (F. V. PICCIONE, L. J. BOYD 1941).

In Abwesenheit derartiger störender Faktoren soll die Lobelinumlaufzeit nach 632 Bestimmungen an 295 Patienten (A. MASBERNARD, A. CAMELIN 1953; A. CAMELIN, A. MASBERNARD, M. DELESTRAS 1953) im Mittel 9,9 sec mit einer Gesamtstreuung von 6,5—13,5 sec betragen; eine Verlängerung der Umlaufzeit über diese Werte hinaus soll ein zuverlässiger Hinweis auf das Vorliegen einer klinisch manifesten oder einer klinisch latenten Herzinsuffizienz darstellen. Die Brauchbarkeit dieser Lobelinmethode zur Umlaufzeitbestimmung wird allerdings von einer Reihe von Autoren teils wegen der angeblichen Unzuverlässigkeit des Wirkungseintritts, die meist auf zu geringer Dosierung beruhen dürfte (K. LANGE, L. J. BOYD 1943), teils wegen mangelhafter Reproduzierbarkeit der Ergebnisse am gleichen Patienten (A. LILIENFELD, K. BERLINER 1942) oder wegen einer angeblichen Abhängigkeit der ermittelten Zeiten von der injizierten Dosis (K. BERLINER 1940) oder wegen einer angeblichen Unverträglichkeit von Lobelin bei Asthma bronchiale (A. NAHAVANDY 1950) oder aber auch ohne nähere Angabe von Gründen (R. RAGER 1952) abgelehnt.

Von klinischem Interesse wäre die Frage, ob pathologische Veränderungen am arteriellen System das Ansprechen der dort gelegenen Receptoren auf Lobelin beeinflussen können. Hierüber liegen widersprechende Mitteilungen vor: während einerseits angegeben wird (R. MARTINETTI 1940), daß Atherosklerose mit oder ohne Hypertonie die Reaktion der Atmung auf Lobelin in keiner Weise beeinflußt, wurde von anderer Seite (B. BAYER 1952) in Untersuchungen mit abgestuften Dosierungen an einer nicht sehr großen Patientenzahl festgestellt, daß sich der Lobelinhusten bei Hypertonikern in der Regel sicherer schon mit kleinen Lobelindosen (0,02 mg/kg i.v.) auslösen läßt als bei Normotonikern, von denen die Mehrzahl erst auf 0,05 mg/kg mit Husten reagiert. — Pharmakologisch wichtig ist dagegen die Tatsache, daß sich bei normalen Versuchspersonen der durch 5 mg Lobelin i.v. ausgelöste Husten weder durch die üblichen Hustenmittel in wirksamen Dosen (Codein 5—60 mg per os, Diamorphinchlorhydrat [Heroin] 5—10 mg subcutan, Morphinsulfat 10—30 mg subcutan) noch durch Lokalanaesthesierung des Pharynx und Larynx mit Amethocain (Pantocain) oder Cocain, noch durch Inhalation von Amylnitrit, noch durch die sublinguale Gabe von 20 mg Isopropylnoradrenalin noch durch 0,6 mg Scopolamin s.c. unterdrücken läßt (B. R. HILLIS, J. C. C. KELLY 1951). Auch die Vorbehandlung mit Barbitursäurederivaten in therapeutischen Dosen oder das Bestehen einer suicidalen Barbitursäurevergiftung oder die Vorbehandlung mit 100 mg Novocain i.v. oder die Inhalation von reinem Sauerstoff für die Dauer von 5 min oder die s.c. Injektion von 0,6 mg Atropin oder von wirksamen Benadryl- oder Phenergan(Atosil)-Dosen hatte keinen Einfluß auf das Auftreten des Lobelinhustens. Der Lobelinhusten verschwindet lediglich in Vollnarkose mit Lachgas und Äther oder mit Lachgas und Trichloräthylen;

spezifisch unterdrückt werden kann er etwa 30 min lang durch die i.m. Injektion von 50—100 mg Hexamethoniumjodid (dessen Lobelinhusten-unterdrückende Wirkung nichts mit seiner blutdrucksenkenden Wirkung zu tun hat und auch bei Aufrechterhaltung eines normalen Blutdrucks durch i.m. Ephedrin-Injektion in Erscheinung tritt). Leider gelang es nicht, die zur Unterdrückung des Lobelinhustens erforderliche Schwellendosis von Hexamethoniumjodid zu bestimmen, weil bei wiederholten Lobelininjektionen in kurzen Abständen die zur Hustenauslösung erforderliche Lobelinschwellendosis rapid ansteigt; es läßt sich daher nicht sagen, ob auch schon niedrigere als die eigentlichen ganglienblockierenden Hexamethoniumdosen den Lobelinhusten zu beeinflussen vermögen. Durch Ganglienblocker unterdrückt werden kann aber nicht nur der Lobelinhusten: es wurde vielmehr gefunden, daß auch die dem Hustenstoß vorangehenden unangenehmen Gefühle im Trachealgebiet durch eine i.v. Injektion von 125 bis 200 mg Tetraäthylammoniumchlorid 15 min vor der Lobelin-Injektion bei der Mehrzahl der Versuchspersonen verhindert werden können (J. E. ECKENHOFF, J. H. COMROE JUN. 1951). Wie schon bei der Besprechung der Einwirkung von Ganglienblockern auf die Chemoreceptoren gesagt wurde, liegt hier wahrscheinlich eine Blockierung sensibler Receptoren durch Ganglienblocker vor, wenn es auch zunächst ebenso gut denkbar bleibt, daß die Ganglienblocker in beiden Fällen ein zentral von den Receptoren gelegenes synaptisches Relais unterbrechen.

    d) Wirkung auf die Bronchien. Da die galenischen Zubereitungen aus der Lobelia inflata ursprünglich als Asthmamittel benützt worden waren, wurde die Wirkung von Lobelin auf den Tonus der Bronchialmuskulatur an den verschiedensten Modellen mit recht widersprechenden Ergebnissen untersucht. An isolierten Rinderbronchien nach P. TRENDELENBURG (1912) soll Lobelin in kleinen Konzentrationen entweder unwirksam bleiben oder die Bronchien verengen, während große Konzentrationen um 10^{-4} die Bronchialmuskulatur erschlaffen lassen (HERMANN WIELAND, R. MAYER 1922); gegen die Pilocarpin-Kontraktion der isolierten Rinderbronchien erwies sich Lobelin aber in den WIELAND-MAYER-schen Versuchen als wirkungslos. Am gleichen Modell fand dagegen S. E. BJÖRK-MAN (1926) eine ausgeprägte antibronchospastische Wirkung von mittleren Lobelin-Konzentrationen um $2 \cdot 10^{-5}$ gegen Pilocarpin-, Acetylcholin- und Arecolin-Bronchospasmen sowohl im Schutz- als auch im Behandlungsversuch.

    An der von der Trachea aus mit Flüssigkeit durchströmten isolierten Meerschweinchenlunge nach T. SOLLMANN und W. F. v. OETTINGEN (1928) fand ein Schüler HEYMANS', H. WARNANT (1929, 1930), dagegen eine leichte Schutzwirkung von Lobelin gegen den Histaminbronchospasmus, nicht aber gegen andere pharmakologisch ausgelöste Bronchospasmen.

    Untersuchungen an isolierten Bronchienpräparaten dürfen nicht bronchienerweiternden Wirkungen am Ganztier gleichgesetzt werden: aber auch die mit verschiedenen Versuchsanordnungen am mehr oder minder intakten Ganztier ermittelten Ergebnisse widersprechen sich häufig. So wurde mit einer nicht näher beschriebenen Methode bei dekapitierten Katzen bisweilen eine broncholytische Wirkung von Lobelin nachgewiesen, die bei Kaninchen nie vorhanden war (F. R. CURTIS, S. WRIGHT 1926, 1927), während andererseits beim Hund nach der Methode von K. TIEFENSEE (1929) in der Modifikation von M. KIESE (1935) Lobelin i.v. im Gegensatz zur Tinctura lobeliae i.v. und zum Iso-Lobinin i.v. keine Wirkung gegen den Pilocarpin-Bronchospasmus zeigte (L. LENDLE, R. RICHTER 1950). Bei Versuchen nach der isobarischen Methode von H. KONZETT und R. RÖSSLER (1940) am Hund zeigte nach beiderseitiger Vagotomie 0,25 mg/kg Lobelin eine kurzdauernde broncholytische Wirkung gegen den bestehenden Pilocarpin-Bronchospasmus; bei intakten Vagi verstärkten dagegen höhere

Lobelindosen den Bronchospasmus beträchtlich (H. WICK 1949). Der letztere Effekt dürfte auf zentraler Vagusreizung beruhen; beim Zustandekommen des ersteren dagegen kann vielleicht die noch zu besprechende Adrenalinausschüttung unter dem Einfluß von Lobelin eine Rolle spielen. Es wurden aber auch bronchienerweiternde Lobelinwirkungen nachgewiesen, die sicher nicht durch Adrenalinfreisetzung aus den Nebennieren vermittelt werden: einerseits zeigten M. DE BURGH DALY und A. SCHWEITZER (1951), daß die Reizung der Chemoreceptoren der isoliert durchströmten Sinus carotici durch Lobelin oder Natriumcyanid beim nicht vorbehandelten oder nebennierenlosen Tier regelmäßig die Bronchien erweitert (während z. B. die elektrische Reizung des Sinusnerven keine eindeutigen Wirkungen auf die Bronchien ausübt und die Reizung der Baroreceptoren durch Erhöhung des Durchströmungsdrucks die Bronchien verengert). Demgegenüber wies L. DAUTREBANDE am Menschen (L. DAUTREBANDE, J. STALPORT 1948; L. DAUTREBANDE 1952) eine nicht resorptive und daher auch nicht durch die Chemoreceptoren vermittelte lokale bronchienerweiternde Wirkung der Inhalation von Aerosolen einer 0,1%igen Lobelinchlorhydratlösung nach. Schließlich sei noch erwähnt, daß beim nichtnarkotisierten Hund 0,1 mg/kg Lobelin i.v. ebenso wie die doppelte Dosis Nicotin nicht nur die Bronchien, sondern auch die Stimmritze erweitert (G. MAFFEI, G. VIDONI 1953).

Zusammenfassend läßt sich wohl sagen, daß Lobelin zumindest bei intravenöser Zufuhr zwar eine leichte bronchienerweiternde Wirkung besitzt, daß diese Wirkung aber sicher nicht ausgeprägt genug ist, um das Alkaloid als Broncholyticum anzusprechen. Ob die beschriebene Lokalwirkung von der Bronchialschleimhaut aus spezifisch ist, werden weitere Untersuchungen zeigen müssen.

2. Wirkungen auf das autonome Nervensystem und das Nebennierenmark.

Die Einreihung in die Gruppe der nicotinähnlichen Pharmaka verdankt das Lobelin in erster Linie der Gemeinsamkeit der Wirkungen beider Pharmaka auf vegetative Ganglien, die sich sowohl aus Beobachtungen über die direkte Beeinflussung von Ganglien als auch aus viel zahlreicheren Beobachtungen über Einflüsse an der Atmung, am Kreislauf und am Verdauungssystem ergeben.

Um allzu starke Überschneidungen zu vermeiden, sollen an dieser Stelle ausschließlich die wenig zahlreichen Untersuchungen über die direkte Wirkung auf Ganglien und auf autonomnervöse Zentralapparate besprochen werden, während die indirekten Wirkungen bei den Erfolgsorganen, nämlich der Atmung, dem Kreislauf, und dem Verdauungssystem, abgehandelt werden.

Die direkte ganglionäre Wirkung von Lobelin am Ganglion cervicale superius des Kaninchens wurde zuerst von W. J. R. CAMP (1927a, b) beschrieben, der bei Aufträufelung von wenig konzentrierten Lobelinlösungen zunächst als Ausdruck der Reizung des Ganglions eine Verringerung der Ohrdurchblutung und eine Erweiterung der Pupille und kurze Zeit darauf als Ausdruck der Lähmung des Ganglions die entgegengesetzten Vorgänge beobachtete, — ähnlich wie das LANGLEY und DICKINSON (J. N. LANGLEY, W. L. DICKINSON 1889; J. N. LANGLEY 1901) beim Nicotin gefunden hatten. Genauer analysiert wurde diese ganglionäre Lobelinwirkung in jüngster Zeit von H. KONZETT (1951) am Ganglion cervicale superius der Katze, das in Anlehnung an die Methode von A. W. KIBJAKOW (1935) isoliert durchströmt wurde. An diesem Modell riefen Lobelindosen von 1—10 μg eine mit steigender Dosis immer stärkere Nickhautkontraktion hervor — die Wirkung entsprach also der von Nicotin, wobei aber gleiche Nicotindosen in der Regel stärker wirksam waren als die Lobelindosen. Zum Unterschied von Nicotin hatten aber unterschwellige Lobelindosen von 0,1—0,5 μg sowie kleine wirksame Dosen von 1—3 μg die Eigenschaft, die Wirkung einer anschließend gegebenen kleinen Acetylcholindosis auf die Nickhautkontraktion zu verstärken — ein Unterschied, der sich nicht ohne weiteres dadurch erklären läßt, daß Lobelin einfach ein schwächeres Gangliengift als Nicotin ist, während die Tatsache, daß zur Lähmung der Empfindlichkeit des Ganglions gegen anschließend gegebenes Acetylcholin nur 10 μg Nicotin, dagegen über 100 μg Lobelin erforderlich sind, im Sinn dieser Deutung spricht. Ein weiterer Unterschied in der ganglionären Wirkung von Lobelin und nicotinähnlichen Pharmaka besteht vielleicht darin, daß Nicotin in der Dosis von 10 bis 20 μg/kg (!), Cytisin in der Dosis von 2—10 μg/kg und Anabasin in der Dosis von 40—180 μg/kg das durch $^1/_2$—$2^1/_2$stündige intermittierende präganglionäre Reizung ermüdete Ggl. cerv. sup. der Katze wieder soweit anzuregen vermögen, daß die Höhe der Nickhautkonzentraktionen bei erneuter präganglionärer Sympathicus-Reizung wieder um etwa 50% zunimmt, während Lobelin in der Dosis von 100—500 μ/kg unter diesen Umständen wirkungslos bleibt. (E. Schmid, H.-G. Knauff 1954). Da die Pharmaka hier aber intravenös injiziert wurden, besteht die Möglichkeit, daß ein grundsätzlicher Wirkungsunterschied nur durch den schnellen Abbau von Lobelin im strömenden Blut vorgetäuscht wurde.

Als Wirkung auf autonom-nervöse Zentralapparate muß die Beobachtung gedeutet werden, daß Lobelin in recht hohen Dosen (mehrmals 10 mg/kg i.m.) beim Meerschweinchen das durch die intramuskuläre Injektion von Dinitrophenol hervorgerufene cerebrale Fieber im Schutzversuch abzuschwächen und im Behandlungsversuch zum Abfall zu bringen vermag (E. Frommel, L. T. Beck, F. Vallette, M. Favre 1947). Andere Zentralanaleptika, wie z. B. das Nicotinsäurediäthylamid, besitzen keine derartige Wirkung, ebenso wenig das Strychnin und das Scopolamin. (Sympathicomimetika, Morphin, Dihydromorphin, Codein und Dihydrocodein steigern das Dinitrophenolfieber). Eine ähnliche fiebersenkende Wirkung wie dem Lobelin kommen nur noch in geringerem Maß einer Reihe von Barbitursäurederivaten sowie dem Aminopyrin und dem Chinin zu. —

Die in anderen Abschnitten der vorliegenden Übersicht erörterten Lobelinwirkungen auf das autonome Nervensystem seien hier noch einmal in kurzen Worten zusammengefaßt: Lobelin hat eine starke erregende Wirkung auf das Vaguszentrum, die zwar nicht ausschließlich, aber zum großen Teil für seine Wirkungen auf Herz und Kreislauf sowie auf den Magen-Darm-Trakt verantwortlich ist, mit der atmungsanregenden Wirkung aber wenig oder nichts zu tun hat, da sich die atmungsanregende Wirkung durch Atropin nicht unterdrücken läßt. —

Die Beeinflussung der atmungsanregenden Wirkung durch Vagotomie, über die gelegentlich berichtet wird (F. Marro 1951; U. S. v. Euler, G. Liljestrand, Y. Zotterman 1939b) erklärt sich wahrscheinlich durch die gleichzeitige Unterbrechung der Verbindungen zwischen den Aortenchemoreceptoren und dem Zentralnervensystem.

Außerdem besitzt Lobelin eine erregende und in höheren Dosen lähmende Wirkung auf sympathische Ganglien, die für seine Blutdruckwirksamkeit in großem Maße verantwortlich ist. Seine noch zu erörternde nicotinähnliche Wirkung am isolierten Darm von Meerschweinchen und Kaninchen hätte man noch vor kurzer Zeit zweifelsohne als Ausdruck einer Beeinflussung parasympathischer Ganglien in der Darmwand aufgefaßt — eine Deutung, die heute nur noch sehr bedingt vertreten werden kann.

Eine atropinartige Wirkungskomponente des Lobelins an parasympathischen Nervenendigungen ist aus Versuchen am isolierten Herzen gefolgert worden, kann aber für das Gesamtwirkungsbild des Pharmakons als unbedeutend bezeichnet werden.

Da der vom Blutweg sowie vom Nervus splanchnicus aus erregbare Adrenalin und Noradrenalin ausschüttende Apparat des Nebennierenmarks das funktionelle Analogon einer Synapse des sympathischen Nervensystems darstellt, muß in diesem Zusammenhang die zuerst von B. A. Houssay und E. A. Molinelli (1925 a) beobachtete *Ausschüttung von Adrenalin aus den Nebennieren* unter der Einwirkung von Lobelin besprochen werden. Daß eine Adrenalinausschüttung unter der Einwirkung von Nicotin, Cytisin und Methylhordenin stattfindet, war schon im Jahre 1912 von H. H. DALE und P. LAIDLAW aus Beobachtungen am Uterus und an der Pupille der Katze und von W. B. CANNON und Mitarbeitern (W. B. CANNON, J. C. AUB, C. H. L. BINGER 1912) aus Beobachtungen am Katzenblutdruck gefolgert worden; E. GLEY war 1914 zu dem Schluß gekommen, daß die blutdruckerhöhende Wirkung des Nicotins größtenteils auf diese Adrenalinausschüttung zurückzuführen sei, während F. EICHHOLTZ 1923 gezeigt hatte, daß außer Nicotin und Methylhordenin auch das Tetramethylammonium die Adrenalinausschüttung aus dem Nebennierenmark anregt. B. A. HOUSSAY und E. A. MOLINELLI (1925a, 1925b, 1926; E. A. MOLINELLI 1926) untersuchten die Wirksamkeit gangliotroper Pharmaka zunächst nach der Methode von A. TOURNADE und CHABROL (A. TOURNADE 1928), die in der Ableitung des Blutes einer Vena suprarenalis eines größeren Spenderhundes in die Vena jugularis eines zweiten kleineren Empfängerhundes besteht; dabei werden beide Hunde vagotomiert und beim Empfängerhund auch das Ganglion stellatum exstirpiert; verfolgt werden Blutdruck, Darmbewegungen, Milzvolumen und Blutzucker. Unter diesen Versuchsbedingungen hatte die Injektion von 0,5—2 mg Lobelin in eine Vene des Spenderhundes bei diesem eine ganz geringfügige Bradykardie und eine schwache Blutdrucksteigerung von 3—5 min Dauer zur Folge, während beim Empfängerhund 30—60 sec nach der Injektion ein sehr viel ausgeprägterer Blutdruckanstieg von gleichfalls 3—5 min Dauer sowie eine deutliche Milzkontraktion von etwa der gleichen Dauer, eine kurzdauernde Hemmung der Darmbewegungen und ein Anstieg des Blutzuckers registriert wurden; keine der Wirkungen beim Empfängerhund konnte durch in dessen Kreislauf übergegangenes Nicotin verursacht sein: denn die Überleitung von Blut aus irgendeiner anderen Vene des Spenders als der Vena suprarenalis erwies sich als völlig wirkungslos.

Schwer erklärlich ist allerdings die Feststellung, daß der Blutdruckanstieg beim Spender geringer als beim Empfänger war; denn der Spender hätte ja aus seiner nicht abgeleiteten Nebennierenvene ebenso viel Adrenalin wie der Empfängerhund erhalten und außerdem in stärkerem Maße der direkten, nicht nebennierenbedingten blutdrucksteigernden Wirkung des Lobelins ausgesetzt sein müssen. Im Gegensatz zur Deutung der Autoren möchten wir annehmen, daß sich der Unterschied lediglich durch die verschiedene Größe von Spenderund Empfängerhund und die dadurch bedingte verschiedene Dosierung von Adrenalin bei beiden Tieren erklärt.

Die gleiche Wirkung wie 0,5—2 mg Lobelin zeigten bei Injektionen in den Spenderhund 1—2 mg Nicotin, 0,6—1 mg Cytisin, $\sim$ 30 mg Tetramethylammoniumchlorhydrat, $\sim$ 12 mg Tetramethylammoniumbromid und $\sim$ 11 mg Methylhordeninjodid; keine unter diesen Umständen nachweisbare Adrenalinausschüttung verursachten dagegen Coniin, Piperidin, Tetrahydro-β-naphthylamin und Hordeninsulfat. Die Größe der aus einer Nebenniere unter der Einwirkung von Lobelin oder Nicotin ausgeschütteten Adrenalinmenge wurde entweder durch „Eichung" des Empfängerhundes mit verschiedenen, in eine andere Vene injizierten Adrenalindosen untersucht, oder chemisch und am isolierten Darm in dem zu verschiedenen Zeitpunkten aus der Nebennierenvene des Spenderhundes entnommenen Blut bestimmt: es wurde gefunden, daß die Adrenalinausschüttung unter der Einwirkung der genannten Pharmaka ihr Maximum etwa 1 min nach der Injektion erreicht und etwa 2 min nach der Injektion wieder auf den Ausgangswert abfällt. Auf dem Gipfelpunkt der Adrenalinausschüttung soll diese 3,1—3,7 μg/kg/min, d. h. das 50—100fache der Norm, betragen. Die Steigerung der Adrenalinausschüttung ließ sich bei wiederholter Injektion von Lobelin oder Nicotin beliebig oft reproduzieren, wenn zwischen den Injektionen jeweils 10—15 min verstrichen; Dauerinfusionen von Lobelin oder Nicotin verloren dagegen ihre Wirkung auf das

Nebennierenmark ebenso schnell, wie auf den isoliert durchströmten Sinus caroticus; trotz des Aufhörens der Wirkung der Dauerinfusion vermochte in den meisten Versuchen dann die Reizung des Nervus splanchnicus noch eine weitere Adrenalinausschüttung auszulösen — der Adrenalinbestand des Nebennierenmarks war also nicht erschöpft. Die Adrenalinausschüttung wurde — naturgemäß — durch Vorbehandlung mit Ergotoxin nicht beeinflußt; gleichfalls ohne Einfluß war die Exstirpation des Nervus splanchnicus und des Ganglion semilunare, woraus hervorgeht, daß Lobelin und Nicotin direkt auf das Nebennierenmark wirken. Im gleichen Sinn spricht die Feststellung, daß die Injektion sehr kleiner Nicotindosen (0,1 μg) direkt ins Nebennierenmark beim Hund eine noch größere Adrenalinfreisetzung als die intravenöse Injektion bewirkt (B. A. HOUSSAY, E. A. MOLINELLI 1925 a), und die Beobachtungen russischer Autoren (S. W. ANITSCHKOW 1926 a, b; KUSNETZOW 1928), die an isolierten Rindernebennieren nach der Methode von KRAWKOW, SCHKAWERA und KUSNETZOW zeigen konnten, daß Nicotin und Lobelin bei Zusatz zur Durchströmungsflüssigkeit in Konzentrationen, die ungefähr den bei den HOUSSAYschen Versuchen im Hundeblut erreichten Konzentrationen entsprechen (E. INABA 1935), die Adrenalinausschüttung ganz wesentlich vergrößern (vgl. M. P. NIKOLAEFF 1926). Übrigens war schon längere Zeit bekannt (J. N. STEWART, J. M. ROGOFF 1919), daß die Denervierung der Nebenniere die adrenalinausschüttende Wirkung von Nicotin nicht verringert. E. INABA (1935) hat auf Grund einer sorgfältigen quantitativen Nachuntersuchung der Adrenalinausschüttung unter der Einwirkung von Lobelin beim Hund die quantitativen Angaben sowohl von HOUSSAY und MOLINELLI als auch von ANITSCHKOW und KUSNETZOW scharf kritisiert: er selbst fand nach der s.c. Injektion von 2,5—10 mg/kg Lobelin bei gleichzeitiger biologischer Adrenalinbestimmung am Kaninchendarm und am Katzenauge maximale Adrenalinausschüttungssteigerungen von einem Ausgangswert von 0,01 μg/kg/min auf 0,05 μg pro kg/min, also das 5fache; höhere Dosen hatten keine größere Wirkung. Selbstverständlich sind im Licht der neueren Erkenntnisse über die Beteiligung des Noradrenalins an den Wirkungen des Nebenniereninkrets auch die Zahlenangaben von INABA zweifelhaft geworden; trotzdem soll aber bemerkt werden, daß sie mit den tatsächlichen pharmakologischen Wirkungen der Lobelin-Injektion am Ganztier besser in Übereinstimmung stehen als die der Voruntersucher.

Welche von den zahlreichen Lobelinwirkungen sind nun „mittelbarer“ Natur und können auf die Adrenalinausschüttung unter der Einwirkung von Lobelin zurückgeführt werden? Die atmungsanregende Wirkung gehört, wie wir gesehen haben, sicher nicht hierher; bei der Besprechung der Kreislaufwirkung wird sich ergeben, daß auch die blutdrucksteigernde Wirkung des Lobelins höchstens zu einem ganz geringen Teil durch die Adrenalinausschüttung mitbeeinflußt wird. Zum größten Teil, wenn auch nicht ausschließlich, scheint dagegen die bei Kaninchen, Ratten und Hunden nach der s.c. oder i.v. Lobelin-Injektion beobachtete vorübergehende Erhöhung des Blutzuckerspiegels sekundär durch Adrenalinausschüttung bedingt zu sein (F. BERTRAM 1928; F. S. RANDLES 1931; M. TIBA 1938 — daselbst weitere japanische Literatur). Vielleicht gehört hierher auch die nur in wenigen Versuchen beim Menschen (R. SCHOEN, N. KAUBISCH 1926) beobachtete mäßige Zunahme des Sauerstoffverbrauchs nach der i.v. Injektion von Lobelin. — Mit größter Wahrscheinlichkeit auf Adrenalinausschüttung beruht die sog. Lobelin-Chloroform-Synkope (A. TOURNADE, G. SÉVENET, J. MALMÉJAC 1928), die im Auftreten von Kammerflimmern bei Chloroform-narkotisierten Hunden nach der Injektion von Lobelin besteht und in Analogie zur Adrenalin-Chloroform-Synkope gesetzt werden muß. Mit Lobelin läßt sich aber Kammerflimmern bei chloroformierten Hunden sehr viel seltener und sehr viel schwieriger auslösen als mit Nicotin, was entweder darauf beruhen soll, daß Lobelin eine Flimmerschutzwirkung auf das Myokard ausübt oder aber, daß Chloroform die Adrenalinausschüttung unter Lobelin hemmt.

3. Wirkungen auf Herz und Kreislauf.

Alle Untersuchungen der Lobelinwirkung am isolierten Froschherz ergaben bei Einwirkung höherer Konzentrationen (10^{-6}—10^{-4}) oder höherer Einzeldosen eine ausgesprochene Leistungsverminderung des Herzens, die ihren Ausdruck in verringerter Hubhöhe, Verringerung des Minutenvolumens, Verringerung der Schlagzahl und, allerdings nur in ganz vereinzelten Beobachtungen, auch dem Auftreten von Arrhythmien findet (H. WIELAND, R. MAYER 1922; G. SIEGMUND 1923; B. CLAESON 1925a, b; P. TESTONI 1927; W. J. R. CAMP 1927a, b; E. BÜLBRING 1930; Y. BABASAKI 1932). Am Froschherz in situ soll dagegen das erstmalige Aufbringen von Lobelinlösungen verschiedener Konzentrationen gleichzeitig mit Bradykardie eine Vergrößerung des Minutenvolumens bedingen, an deren Stelle die aus den Versuchen am isolierten Herz bekannte negative inotrope Wirkung erst dann tritt, wenn der gleiche Versuch am gleichen Herz 2 Std. später wiederholt wird (E. DONZELOT, J.-B. MILOVANOVITCH, 1954).

Die inhibitorische Lobelinwirkung läßt sich — anscheinend im Gegensatz zur Nicotinwirkung (Y. BABASAKI 1932) — durch Atropin nicht beeinflussen und wird deshalb als muskulär bezeichnet. Gegen ein Eingreifen des Lobelins in die Tätigkeit der autonomen Herzinnervation spricht auch die Tatsache, daß es weder den Acetylcholinherzstillstand noch die Adrenalinherzanregung in irgendeiner Weise verändert (B. CLAESON 1925a, b) und daß es zumindest am isolierten Froschherz die Wirkung der Reizung des mitisolierten Nervus vagus nicht unterdrückt. Eigentümlich und aus dem Rahmen fallend ist allerdings die Feststellung, daß am leicht acetylcholinvergifteten Froschherz Lobelin ähnlich wie Atropin eine positive inotrope und eine positive chronotrope Wirkung entfaltet (B. CLAESON 1925a, b), was in Anlehnung an alte Befunde von C. W. EDMUNDS (1904) mit Lobeliagesamtalkaloiden von B. CLAESON (1925b) dahingehend gedeutet wird, daß Lobelin „die Fähigkeit besitzt, gewisse parasympathische Reizmittel aus den parasympathischen Endorganen zu verdrängen, ohne selbst in nennenswerter Weise reizend oder lähmend auf die betreffenden Endorgane einzuwirken" — eine Deutung, die nicht durch andere Beobachtungen gestützt wird.

Auch am isolierten Kaninchenherz nach LANGENDORFF läßt sich bei höheren Lobelinkonzentrationen in der Durchströmungsflüssigkeit die atropinresistente, muskulär hemmende Wirkung des Lobelins nachweisen (W. W. SAKUSSOW JR. 1928). Vielleicht spielt auch bei der Entstehung der Bradykardie des Herz-Lungen-Präparats vom Hund (H. GREMELS 1931) sowie beim Blutdruckabfall verschiedener Säugetierarten unter der Einwirkung sehr hoher Lobelindosen die muskuläre Herzwirkung eine gewisse Rolle; im großen und ganzen wird aber das Bild der Herzwirkung mittlerer und höherer Lobelindosen beim Säugetier ganz und gar durch die Bradykardie bestimmt, die eine Folge der Reizung des Vaguszentrums ist, und die daher durch Vagotomie oder Atropinisierung unterdrückt oder zumindest weitgehend abgeschwächt wird (F. R. CURTIS, S. WRIGHT 1926, 1927; F. GROSSE-BROCKHOFF, W. SCHOEDEL 1943; C. HEYMANS, J. J. BOUCKAERT, L. DAUTREBANDE 1931b, c; M. HOCHREIN, R. MAYER 1929; M. J. KING, H. R. HOSMER, M. DRESBACH 1928; F. MERCIER, J. DELPHAUT 1936; F. MERCIER, C. RIZZO, J. DELPHAUT 1935; R. W. WHITEHEAD, D. ELLIOT 1927); allerdings wird an einer Stelle (H. GREMELS 1931) auch berichtet, daß beim narkotisierten Hund die Lobelinbradykardie durch Atropinisierung nicht beeinflußt würde. Auf der Höhe der Bradykardie ist die elektrische Reizung des

Nervus vagus bezüglich der Herzfrequenz unwirksam, was gewöhnlich so gedeutet wird, daß der Nervus vagus zu diesem Zeitpunkt eben schon eine maximale Erregung leitet (H. Gremels 1937; W. J. R. Camp (1927a, b); schwer mit dieser Deutung vereinbar ist allerdings der Befund (F. R. Curtis, S. Wright 1926, 1927), daß bei Hund und Katze auch die Bradykardie erzeugende Wirkung der Reizung des durchschnittenen Vagus nach der Injektion einer größeren Lobelindosis für mehrere Stunden (!) aufgehoben ist: die zitierten Autoren denken hier an eine Vagusendigungsblockade im Sinne der besprochenen Froschherzversuche von B. Claeson. Da nicht angegeben wird, ob in den genannten Versuchen der andere Vagus gleichfalls durchschnitten war, kann diese Deutung nicht diskutiert werden. Besonders empfindlich gegen die Wirkung der zentralen Vagusreizung schon durch recht kleine Lobelindosen (0,05—0,1 mg/kg) ist das Herz des auf eine Stammtemperatur von unter 30° unterkühlten Hundes, das nach einer kurzen Phase von Bradykardie und von Arrhythmien unter der Einwirkung dieser Dosis zum Stillstand kommt — eine Wirkung, die sich durch Atropinisierung abschwächen läßt (F. Grosse-Brockhoff, W. Schoedel 1943). Übrigens ist die Lobelinbradykardie sogar therapeutisch ausgenützt worden (R. Meyer 1933): bei Poliomyelitis mit Medulla oblongata-Beteiligung soll bei Kindern die s. c. Injektion von 1,5—3,0 mg die häufige Tachykardie für eine Dauer von 3—4 Stunden unterdrücken.

Auf Grund von Versuchen an einer recht kleinen Zahl von Hunden (R. W. Whitehead, D. Elliot 1927) wurde über das Auftreten von EKG-Veränderungen unter der Einwirkung von 0,5—2 mg/kg Lobelin i. v. berichtet. Es sollen nicht nur P-Veränderungen, sondern auch Sinusarrhythmien, partieller Block, Schenkelblock und ventrikuläre Extrasystolen auftreten. Diese Erscheinungen dürften aber keine direkten Lobelinwirkungen sein, sondern sekundär durch die Hyperpnoe und die CO_2-Ausschwemmung mit anschließender respiratorischer Alkalose bedingt sein; denn sie treten nicht auf, wenn Lobelin bei künstlich beatmeten Hunden mit eröffnetem Thorax injiziert wird, oder wenn bei geschlossenem Thorax gleichzeitig mit der Lobelinhyperpnoe CO_2-reiche Luftgemische eingeatmet werden (M. Hochrein, R. Meier 1929).

Es war schon erwähnt worden, daß die Bradykardie erzeugende zentrale Vaguserregung auf dem Weg über die Chemoreceptoren des Glomus caroticum und des Glomus aorticum zustande kommt (C. Heymans, J. J. Bouckaert, L. Dautrebande 1931b, c; F. Mercier, J. Delphaut 1936). Nur sehr große Dosen, wie z. B. 20 mg Lobelin intracarotideal beim Hund (C. Heymans, J. J. Bouckaert, L. Dautrebande 1931c) oder die Einführung mittelgroßer Dosen in den 4. Ventrikel (F. Mercier, J. Delphaut 1936) bewirken zentrale Vaguserregung ohne Vermittlung der Chemoreceptoren. Daß die über die Chemoreceptoren zustandekommende Vagusbradykardie des Hundes durch Pharmaka, die die Lobelinwirkung an den Chemoreceptoren aufheben oder abschwächen, wie z. B. Butelline (Butacaine) (R. Hazard, E. Corteggiani 1945) oder Ganglienblocker (G. Peters, H. Wick 1953) unterdrückt wird, erscheint nach dem Gesagten selbstverständlich.

Die Wirkung des Lobelins auf den Blutdruck ist die Summe einer ganzen Reihe von Effekten: blutdrucksenkend wirkt einerseits die zentrale Vaguserregung — mittelbar über die Beeinflussung des Herzens und unmittelbar auf die Gefäße — sowie andererseits bei höheren Lobelindosen die hemmende Wirkung auf das Myokard; blutdrucksteigernd wirken dagegen die Erregung des Vasomotorenzentrums auf dem Wege über die Aorten- und Carotis-Chemoreceptoren, die adrenalinfreisetzende Wirkung auf das Nebennierenmark sowie die mittelbar zur Adrenalinfreisetzung führende Reizwirkung auf die sympathischen Ganglien und schließlich die vasoconstrictorische Eigenwirkung des Lobelins. Es ist daher verständlich, daß die Wirkung des Alkaloids auf den Blutdruck je nach Tierart und den gewählten Versuchsbedingungen sehr verschieden sein kann.

Bei narkotisierten Kaninchen herrscht im allgemeinen die blutdrucksenkende Wirkung vor (F. R. CURTIS, S. WRIGHT 1926, 1927; P. WEGER 1927; H. GREMELS 1931; S. UTASHIRO 1941; H. WIELAND, R. MAYER 1922). Ihre Vagusbedingtheit geht daraus hervor, daß sie durch Atropin wesentlich abgeschwächt (H. GREMELS 1931) und durch Vagotomie sogar in einen Blutdruckanstieg umgekehrt werden kann (W. W. SAKUSSOW JR. 1928); Yohimbin und Ergotamin haben natürlich keinen Einfluß auf die Blutdrucksenkung (P. WEGER 1927). Gegenüber der starken Vaguswirkung kann die am Kaninchenohr nach KRAWKOW und PISEMSKI unter der Einwirkung größerer Lobelinkonzentrationen nachgewiesene Vasokonstriktion (W. W. SAKUSSOW JR. 1928; O. STEPPUHN, W. SWEREFF 1929) keinen Einfluß auf den Blutdruck haben. Die blutdrucksenkende Wirkung des Lobelins beim Kaninchen ist unter bestimmten Umständen so ausgeprägt und so konstant, daß vielleicht ein wesentlicher Teil der atmungsanregenden Wirkung des Lobelins beim Kaninchen als Folge der Blutdrucksenkung und ihres Einflusses auf die Baroreceptoren angesehen werden muß (S. UTASHIRO. 1941).

Bei der Katze und erst recht beim Hund herrscht im allgemeinen die blutdrucksteigernde Wirkung vor; allerdings geht der Blutdrucksteigerung manchmal eine leichte Blutdrucksenkung von ganz kurzer Dauer voraus, die durch Vagotomie aufgehoben werden kann (F. R. CURTIS, S. WRIGHT 1926, 1927). Die Blutdrucksteigerung ist von der Atmungsanregung ganz unabhängig und läßt sich ebenso gut an curarisierten Tieren mit eröffnetem Thorax und künstlicher Beatmung nachweisen; sie wird zum größten Teil durch eine Beeinflussung des cerebralen Vasomotorenzentrums von den Chemoreceptoren her vermittelt (C. HEYMANS, J. J. BOUCKAERT, U. S. V. EULER, L. DAUTREBANDE 1932; C. HEYMANS, J. J. BOUCKAERT, H. HANDOVSKY 1935): der Einfluß der Reizung der Chemoreceptoren auf die Gefäßweite läßt sich dabei sowohl am Blutdruck des Ganztiers als auch z. B. an der Durchströmung einer einzelnen Arterie, wie der Arteria femoralis nachweisen (C. HEYMANS, J. J. BOUCKAERT, H. HANDOVSKY 1935; T. BERNTHAL 1934). Die vom Vasomotorenzentrum zu den Gefäßen führenden efferenten Wege dürften in sympathischen Nervenbahnen verlaufen: jedenfalls wird die Blutdrucksteigerung wahrscheinlich durch die Freisetzung von Adrenalin bzw. Nor-Adrenalin an den Gefäßen vermittelt, was z. B. daraus hervorgeht, daß sie durch Vorbehandlung mit Ergotamin oder Yohimbin in eine Blutdrucksenkung umgekehrt wird (RAYMOND-HAMET 1925). Versuche über die Beeinflussung der Blutdruckwirkung durch Vorbehandlung mit Cocain (RAYMOND-HAMET 1940) das die Blutdruckwirkungen von Adrenalin und von Nor-Adrenalin verstärkt, ergaben allerdings kein so eindeutiges Bild: Die Lobelin-Blutdrucksteigerung wurde nämlich nur um etwa 20% verstärkt. Die relative Geringfügigkeit des Einflusses der Adrenalinausschüttung aus dem Nebennierenmark auf die Blutdrucksteigerung ergibt sich aus der Feststellung, daß die Blutdrucksteigerung beim nebennierenlosen Tier nicht geringer ist als beim nicht vorbehandelten Tier (RAYMOND-HAMET 1942; L. VELASQUEZ 1941).

Eine direkte gefäßverengende Wirkung des Lobelins wurde am TRENDELENBURG-Frosch (G. SIEGMUND 1923) und an den Gefäßen des Kaninchenohres (W .W. SAKUSSOW JR. 1928; O. STEPPUHN, W. SWEREFF 1929) nachgewiesen. Sie trat allerdings in der Regel erst bei der Anwendung recht hoher Lobelinkonzentrationen auf. Während die direkte vasoconstrictorische Wirkung unter gewöhnlichen Bedingungen keinen Anteil an der Blutdrucksteigerung haben dürfte, ist es denkbar, daß sie bei der Blutdrucksteigerung an der dekapitierten Katze (F. R. Curtis, S. Wright 1926/27; R. A. Wilson, M. A. Torrey 1934, 1937b) neben der Adrenalinausschüttung aus dem Nebennierenmark eine Rolle spielt. — Der dominierende Einfluß des Chemoreceptorenmechanismus auf die Lobelin-Blutdrucksteigerung erklärt es, daß alle Pharmaka, die die Chemoreceptoren paralysieren, auch die Lobelinblutdrucksteigerung entweder ganz aufheben oder stark einschränken; derartige Wirkungen wurden beschrieben für: Novocain (R. Hazard 1945), Butelline (R. Hazard, E. Corteggiani 1945), Magnesiumchlorid (R. Hazard, E. Savini 1952), Lobelin und Nicotin selbst, wenn sie in kurzen Abständen injiziert werden (R. Hazard, E. Savini 1953b) sowie Tetraäthylammonium, Hexamethonium und Butylscopolamin (G. Peters, H. Wick 1953).

Einer besonderen Erwähnung bedarf die Einwirkung von Lobelin auf die Weite des Gefäßbetts in den Nieren. In einer großen Anzahl von Untersuchungen war festgestellt worden, daß sich bei Hunden gleichzeitig mit der Blutdrucksteigerung das Nierenvolumen in der Regel verkleinert, was als Ausdruck einer renalen Gefäßverengung angesehen wurde (C. Heymans, J. J. Bouckaert, U. S. v. Euler, L. Dautrebande 1932; R. Hazard, E. Savini 1952; R. Hazard, E. Savini 1953b; Raymond-Hamet 1942). Es war sogar einmal gezeigt worden, daß eine denervierte, von der Carotis und Jugularis aus perfundierte Hundeniere nach der Injektion von 1 mg/kg Lobelin in eine Körpervene eine ausgesprochene Volumenverkleinerung zeigte (Raymond-Hamet 1942); dieser Befund war als Beweis für die Rolle der direkten vasoconstrictorischen Wirkung des Lobelins bei der Blutdruckerhöhung gewertet worden. In allerjüngster Zeit wurde nun in methodisch äußerst sorgfältigen Untersuchungen an der von einer Perfusionspumpe aus isoliert mit Blut perfundierten Hundeniere (I. H. Page, J. W. McCubbin 1953) gezeigt, daß Lobelin in kleinen Dosen keinen Einfluß auf den Perfusionsdruck — der hier ein Ausdruck der Gefäßweite ist — hat, während 1 mg Lobelin den Perfusionsdruck deutlich senkt, also die Nierengefäße erweitert. Demgegenüber bewirkt Nicotin in Dosen von 0,025—0,5 mg an diesem Modell eine ausgesprochene renale Vasokonstriktion. Weitere Untersuchungen werden klären müssen, ob der Widerspruch nur auf der methodischen Unzulänglichkeit der früher angewandten plethysmographischen Methoden beruht, oder ob auch die von Carotis und Jugularis aus durchblutete Niere vom übrigen Organismus aus noch anderen sekundären Beeinflussungen als der reinen Lobelinwirkung ausgesetzt war.

Über den Einfluß von Lobelin auf die Capillaren ist nichts Näheres bekannt; es wird lediglich angegeben (H. Gross 1951), daß die Injektion nicht angegebener Lobelindosen beim Kinde eine „starke Vermehrung der Capillarschlingen mit Anastomosenbildung und eine wesentliche Strömungsbeschleunigung" im capillarmikroskopischen Bild erzeugen soll.

4. Wirkungen auf den Verdauungsapparat.

Am isolierten Darm von Meerschweinchen und Kaninchen deckt sich die Wirkung von Lobelin fast, aber nicht ganz mit der von Nicotin: während kleine Konzentrationen (10^{-6}—10^{-7}) in der Badflüssigkeit lediglich den Längsmuskeltonus steigern, verursachen größere Konzentrationen (2×10^{-6}—2×10^{-5}) „nicotinartige" Kontraktionen der Darmstücke, die auch ohne Ausspülung des Pharmakons nach einigen Sekunden wieder in Erschlaffung übergehen (L. Antal, P. Gömöri 1927; Y. Babasaki 1932; S. E. Björkman 1926; L. Backman 1926; W. J. R. Camp 1927a, b; G. Peters 1953b). Wie Nicotinkontraktionen zeigen die Lobelinkontraktionen eine Art Tachyphylaxie: nach einer Kontraktion kann auch bei vollständiger Auswaschung des Alkaloids erst nach mehreren Minuten durch erneute Zufügung eine erneute Kontraktion ausgelöst werden (L. ANTAL, P. GÖMÖRI 1927). Unterdrückt werden Lobelinkontraktionen durch vorherige Zufügung zur Badflüssigkeit von Nicotin, Tetraäthylammonium, Hexamethonium, Pentamethonium und Butylscopolamin sowohl am Kaninchen- als auch am Meerschweinchendarm (G. PETERS 1953 b); zum Unterschied gegen Nicotinkontraktionen (S. ELLIS, H. RASMUSSEN 1951) werden aber die Lobelinkontraktionen nicht nur am Meerschweinchendarm, sondern auch am Kaninchendarm durch vorherigen Zusatz von Atropin unterdrückt (S. E. BJÖRKMAN 1926; G. PETERS 1953a, b): die Lobelinkontraktion des Kaninchendarms ist also nicht „atropinresistent".

Man würde aus der Analogie des Verhaltens von Lobelin mit dem von Nicotin am isolierten Darm zweifellos auf einen ganglionären Angriffspunkt des Lobelins schließen, wenn nicht gerade vor ganz kurzer Zeit gezeigt worden wäre (D. H. L. EVANS, H. O. SCHILD 1953), daß Nicotin auch in den gewöhnlich wirksamen Konzentrationen an sicher ganz ganglienzellfreien Präparaten vom Katzendarm Kontraktionen auszulösen vermag.

Die Wirkungen von Lobelin am Säugerdarm in situ — untersucht wurde vor allem der Hundedarm — sind in der Regel durch die zentrale Vagusreizung bedingt und unterliegen denselben hemmenden und fördernden Einflüssen wie die Reaktionen des Herzens auf die zentrale Vagusreizung (W. J. R. CAMP 1927a, b; R. HAZARD 1945; R. HAZARD, E. CORTEGGIANI 1944; R. HAZARD, E. CORTEGGIANI 1945; B. A. HOUSSAY, E. HUG 1928).

Erbrechen verursacht Lobelin — im Gegensatz zu den Lobelia-Gesamtalkaloidpräparaten — (HERMANN WIELAND, R. MAYER 1922) nur bei i.v. oder s.c. Injektion in recht hohen Dosen (F. R. CURTIS, S. WRIGHT 1926, 1927; V. H. NORRIS, S. WEISS 1927; W. J. R. CAMP 1927a, b; M. NISISITA 1927; C. VARÉ 1934); als erbrechenerregende Grenzdosis beim Hund wird z. B. 2 mg/kg s.c. angegeben (M. NISISITA 1927), von anderer Seite aber auch erst 5 mg/kg s.c. (W. R. MARSHALL 1928). Beim Menschen sollen schon niedrigere, aber im Vergleich zu den üblichen immer noch sehr hohe Dosen, wie 20 mg s.c. (W. R. MARSHALL 1928) häufiger Erbrechen verursachen; bei suboccipitaler Injektion tritt Erbrechen allerdings schon nach sehr viel kleineren Dosen und häufiger auf.

Wie die Erhöhung des Darmtonus und der Darmtätigkeit unter Lobelin wird das Erbrechen durch die zentrale Vaguserregung verursacht (W. J. R. CAMP 1927b); es läßt sich durch Atropin häufig unterdrücken. Das gleiche wie für das Erbrechen gilt für die gelegentlich in Versuchen an nichtnarkotisierten oder narkotisierten Tieren beobachtete Miktion und Defäkation unmittelbar nach der Injektion von Lobelin.

Versuche, das Morphinerbrechen des Hundes durch Lobelin zu beeinflussen, führten nicht zu klaren Ergebnissen (C. A. VELO 1926).

5. Wirkungen auf das Nervensystem.

In denjenigen Dosen, die bei den verschiedenen untersuchten Tierarten deutliche Atmungs- und Kreislaufwirkungen zeigen, hat Lobelin in der Regel keinen Einfluß auf das Zentralnervensystem, während sehr viel höhere, bei manchen Tierarten nur an die letale Dosis heranreichende Dosen immer Krämpfe verursachen. Weit über der „therapeutischen", aber unter der krampferzeugenden liegende Dosen verursachen bei verschiedenen Tierarten verschiedene zentralnervöse Erscheinungen, die im folgenden im einzelnen besprochen werden sollen. Beim Menschen zeigten die in der Klinik angewandten Lobelindosen nie Wirkungen auf das Zentralnervensystem — mit Ausnahme einer einzigen Fabrikationscharge im Beginn der Ära der industriellen Herstellung von Lobelinchlorhydrat, deren strychninartige Wirkung zu mehreren Publikationen Veranlassung gegeben hat (H. HELLENDALL 1925; C. JACOBI, H. WALBAUM 1925;

O. Lang 1925; J. Mennet 1926; H. Walbaum 1926). Es scheint festzustehen, daß der für diese Wirkungen verantwortliche Körper weder Lobelin noch ein Lobelinabkömmling war.

In der Beschreibung der Wirkungen von Lobelin auf das motorische System des Frosches fallen einige Widersprüche auf. 1—2 mg/kg sollen allgemeine Hypotonie bewirken (J. del Castillo Nicolau 1948), die sich in kleineren Sprüngen, verlangsamter Rückwendung auf dem Bauch bei auf den Rücken gelegten Fröschen und verlangsamtem Wiedereinziehen einer künstlich langgezogenen Extremität ausdrückt. 3—5 mg/kg sollen dagegen eine vollständige motorische Lähmung hervorrufen (Injektion in den dorsalen Lymphsack), deren Ursache eine vollständige Curarisierung der Skeletmuskulatur sein soll. Diese Beschreibung der Wirkung beim Frosch stimmt gut überein mit den von C. W. Edmunds (1904), von H. Dreser (1889) sowie von Moto und Iwakawa (1910) mit Lobelia-Gesamtalkaloiden gemachten Beobachtungen, denen zufolge Lobelin ausschließlich Hypotonie und dann Lähmung hervorrufen sollte, während Nicotin (J. N. Langley, W. Lee, A. Dickinson 1890, zit. nach W. E. Dixon 1924) in kleineren Dosen eine erregende Wirkung besitzt. Ganz im Gegensatz zu dieser Schilderung wurden von anderen Untersuchern deutliche Lobelinwirkungen am motorischen System erst in Dosen über 50 mg/kg gesehen (L. Antal 1926; F. Reinartz 1931), wobei Unterschiede in der Empfindlichkeit von Eskulenten und von Temporarien bestanden. Während aber L. Antal (1926) nach 100—150 mg/kg Lobelin in den dorsalen Lymphsack Krämpfe sah, die sich durch Zerstörung des Hirns und des Rückenmarks, nicht aber durch Zerstörung des Hirns allein verhindern ließen, hat F. Reinartz zwischen 30 und 100 mg/kg Lähmungserscheinungen, zwischen 100 und 200 mg/kg dagegen zunächst Krämpfe und dann wiederum Lähmungserscheinungen gesehen; einig sind sich die beiden zitierten Autoren nur darin, daß sie am Claude Bernard-Frosch (d. h. nach einseitiger Durchtrennung der ventralen und kontralateraler Durchtrennung der dorsalen Rückenmarkswurzeln) keine curarisierende Wirkung der lähmenden Lobelindosen feststellen konnten.

Bei der Maus wurde das Vergiftungsbild nach 50—100 mg/kg Lobelin s.c. von F. Reinartz (1931) und ausführlicher von A. Schwartz (1927) beschrieben: Wenige Minuten nach der Injektion kommt es zu ungeordneten Sprüngen, bei Aufhängen am Schwanz zu einer „charakteristischen Tendenz zur Kugelstellung" im Gegensatz zur normalen Ausbreitungsstellung, dann zu einer Steigerung der Labyrinthreflexe, die kurz darauf verschwinden, und schließlich zur Erschwerung des Gangs und Verlust der Steuerreflexe mit Seitenlage und Unmöglichkeit des Aufstehens. Daran schließen sich klonische Krämpfe mit ruhigen Intervallen an, bei denen die Krampfbewegungen koordinierten Charakter zeigen. Nie kommt es zu einem eigentlichen Tetanus wie nach Strychnin. Schließlich erholen sich die Tiere wieder, wobei sich die Störungen in umgekehrter Reihenfolge zurückbilden. Das geschilderte Vergiftungsbild ist nicht allzu charakteristisch; wichtiger ist die Feststellung, daß bei intravenöser Injektion von 12,5—15 mg/kg Lobelin bei Mäusen regelmäßig Krämpfe auftreten, die durch die Vorbehandlung mit 5 mg/kg Hexamethonium nicht verhindert werden können (D. R. Laurence, R. S. Stacey 1952), während Hexamethonium bei der Maus Nicotinkrämpfe konstant verhindert. (Die Fähigkeit, Nicotinkrämpfe zu verhindern, ist übrigens nicht ein Attribut der Ganglienblocker im allgemeinen, sondern lediglich des Hexamethonium; TEA ist in dieser Beziehung ganz unwirksam.)

Am Meerschweinchen wurden die Eigenwirkungen des Lobelins aufs Zentralnervensystem anscheinend nicht untersucht. Dagegen wird berichtet (F. P. Gycha, H. Leuner 1952), daß bei dieser Species das Abklingen der Muskellähmung nach lähmenden Dosen von Guajakol-Glycerinäther (Myokain) durch Lobelin, Pentamethylentetrazol und Nicotinsäurediäthylamid beschleunigt werden kann.

Bei *Kaninchen* bewirken 5—10 mg/kg (wahrscheinlich) subcutan eine Bewegungsmüdigkeit der Tiere, die dann für etwa 15 min den Bauch so auflegen, als ob ihre Hinterfüße gelähmt seien, was aber nicht der Fall ist (J. DEL CASTILLO NICOLAU 1948). Dosen von 2—5 mg/kg, manchmal auch schon kleinere Dosen, (R. SCHOEN, E. DERRA 1928), sollen dagegen Zähneknirschen, Schreien, Opisthotonus, Parese der Vorderbeine und komplizierte Bewegungen, wie Kopfnicken, Kopfschütteln, Drehbewegungen, Springbewegungen usw. hervorrufen, höhere Dosen klonische Krämpfe. E. HELAERS (1927) sowie V. H. NORRIS und S. WEISS (1927) wollen dagegen Krämpfe schon nach Dosen von 2—3 mg/kg Lobelin i.v. gesehen haben.

Beim *Hund* erzeugen nach J. DEL CASTILLO NICOLAU (1948) 4—5 mg/kg (wahrscheinlich) subcutan statische und dynamische Ataxie, Tremor, Gleichgewichtsstörungen mit Schwanken beim Stehen und daher breitbeinigem Stand oder Anlehnen an die Wände sowie allgemeine Atonie — also ein Bild, das dem bei der operativen Ausschaltung des Kleinhirns von LUCIANI beobachteten außerordentlich ähnelt. 5—10 mg/kg erzeugen dagegen Krämpfe, die unabhängig von äußeren Reizen auftreten und nach einer Weile spontan aufhören; im Anschluß daran entwickelt sich ein Bild der Bewegungsarmut, das dem beim Kaninchen beobachteten und beschriebenen weitgehend gleicht. Die Neigung von Hunden und Katzen in unterschwelliger Chloralnarkose zu Spontanbewegungen wird durch 1 mg/kg i.v. stark herabgesetzt; 5—10 mg/kg Lobelin verringern bei Hunden (und auch bei Katzen) in wesentlichem Maß die Enthirnungsstarre, auch wenn diese durch vorherige Injektion einer kleinen Strychnindosis künstlich gesteigert wurde. Diese Feststellung spricht gegen die weitverbreitete Annahme, daß die Enthirnungsstarre durch eine Steigerung der monosynaptischen Reflexe bedingt ist; denn es wurde gefunden, daß bei dezerebrierten Hunden und Katzen 5—10 mg/kg Lobelin sowohl den Patellarsehnenreflex als auch den ipsilateralen Flexorreflex und den kontralateralen Extensorreflex für etwa 25 min wesentlich abschwächen; kleinere Dosen (5—10 mg/kg) beeinflussen dagegen den ipsilateralen Flexorreflex nicht, den Patellarsehnenreflex nur ganz gering und zeigen dafür eine selektiv unterdrückende Wirkung auf den gekreuzten Extensorreflex, der durch elektrische Reizung des Nervus ischiadicus ausgelöst wird (J. DEL CASTILLO NICOLAU 1948). Diese Wirkung ähnelt übrigens weitgehend der Wirkung des Mephenesins (= Myanesin), unterscheidet sich aber grundsätzlich von der des Nicotins, die in einer Steigerung des ipsilateralen Flexorreflexes, einer geringfügigen Abschwächung des gekreuzten Extensorreflexes und einer mehrere Minuten dauernden Unterdrückung des Patellarsehnenreflexes besteht. Bei Einbringen in den 4. Ventrikel einer mit Chloralose narkotisierten Katze bewirkt die sehr kleine Dosis von 0,07 mg/kg eine deutliche Herabsetzung sowohl des Flexorreflexes und des Patellarsehnenreflexes als auch des gekreuzten Extensorreflexes (S. SALAMA, S. WRIGHT 1952). Diese Wirkung auf die Reflexe ist spezifisch und hat nichts mit der gleichzeitig erfolgenden Blutdrucksenkung zu tun, da Blutdruckabfall per se die Spinalreflexe entweder nicht beeinflußt oder sogar steigert.

Ebenso wie Nicotin, Acetylcholin, Prostigmin, Eserin und verschiedene Cholinesterasehemmer vermag Lobelin in der angegebenen Dosierung im Schutzversuch die bei der Chloralosekatze durch die intraventrikuläre Injektion von 0,15 mg/kg d-Tubocurarin erzeugten Krämpfe — eine der „paraklassischen" Curarewirkungen — zu verhindern; im Gegensatz zum Nicotin kann Lobelin in etwas höherer Dosierung (0,17 mg/kg) aber auch die einmal ausgebrochenen d-Tubocurarinkrämpfe unterdrücken (S. SALAMA, S. WRIGHT 1952). — Nach einem älteren Bericht (U. MINGAZZINI 1930) soll die Auftragung von 0,3%iger

Lobelinlösung auf die Intumescentia lumbalis des Hunderückenmarks im Gegensatz zur Wirkung einer 10%igen Nicotinlösung keine Steigerung der Reflexerregbarkeit und keine Krämpfe verursachen; der große Unterschied der angewandten Konzentrationen der beiden Pharmaka läßt eine Bewertung dieses Befunds nicht zu.

Bei der morphinnarkotisierten *Taube* scheinen 6,0 mg/kg Lobelin i.m. das Auftreten von asphyktischen Krämpfen bei Beatmung von den Röhrenknochen aus nach der Methode von HERMANN WIELAND zu beschleunigen und zu erleichtern (HERMANN WIELAND, R. MAYER 1922 b).

Da andere Untersuchungen über die Beeinflussung sensibler und sensorischer Nerven durch Lobelin nicht vorliegen, sei an dieser Stelle eingefügt, daß die Aktionspotentialschwankungen der sensiblen Nerven der Katzenzunge durch die Injektion von 5—500 μg Lobelin in die Arteria lingualis nicht verändert werden (Y. ZOTTERMAN 1944).

6. Wirkungen auf die Skeletmuskulatur.

Über die Wirkungen des Lobelins auf die quergestreifte Skeletmuskulatur liegen nur wenige Untersuchungen vor. Es war schon erwähnt worden, daß der denervierte Blutegelmuskel auf Nicotin und auf Lobelin mit Tonuszunahme reagiert (F. REINARTZ 1931; Y. BABASAKI 1933) und daß Nicotin und Lobelin an diesem Modell eine gekreuzte Tachyphylaxie zeigen. Auch die widersprechenden Angaben über die curarisierende Wirkung des Lobelins beim Frosch sind schon besprochen worden; bei Kaninchen, Hund und Katze haben auch höchste Lobelindosen keine curarisierende Wirkung (J. DEL CASTILLO NICOLAU 1948). Beim Menschen wird der Muskelinnendruck und somit der Muskeltonus durch Lobelin „in therapeutischen Dosen" nicht beeinflußt (G. BUDELMANN 1941).

7. Antiallergische Wirkung.

Aus der Klinik und aus der ärztlichen Praxis wurde öfter über gute therapeutische Wirkungen von Lobelininjektionen bei Urticaria, bei Serumkrankheit sowie bei anderen allergischen Ödemen berichtet (NÖRDLINGER 1927; H. SCHREUS 1928; A. B. E. MOSER 1932; S. DIMITROFF 1940; N. WOLTSCHEFF 1941; G. FRANCK 1943; G. AYMES 1945; Z. BERNATH 1952); bei Urticaria soll die Lobelinbehandlung häufig der Antihistaminbehandlung überlegen sein (Z. BERNATH 1952), bei Asthma oder Heuschnupfen soll Lobelin dagegen wirkungslos sein. Das vorliegende klinische Erfahrungsmaterial ist weder groß genug noch sorgfältig genug bearbeitet worden, um einen sicheren Schluß auf das Vorhandensein einer antiallergischen Lobelinwirkung zu erlauben; Tierversuche über eine derartige antiallergische Wirkung sind unseres Wissens nicht angestellt worden. Eine Diskussion darüber, auf welchem Weg diese antiallergische Lobelinwirkung zustande kommt — man könnte geneigt sein, sie auf die Adrenalinausschüttung zurückzuführen — erübrigt sich daher zur Zeit.

8. Verschiedene Beobachtungen.

Die durch Lobelin verursachte Hyperventilation erzeugt bei Kaninchen eine Verringerung der Alkalireserve des Plasmas und einen Abfall des Chloridgehalts der Erythrocyten (A. SCHWARTZ, F. SCHMID 1928); außerdem soll sie nach Beobachtungen an ganz wenigen Tieren (S. K. LIU, R. KRÜGER 1927) eine kurzdauernde Erhöhung des Blut-p_H um 0,15 bis 0,20 (!) bewirken. — Bei Kaninchen, denen durch i.v. Injektion von 0,2 cm³/kg Olivenöl pulmonale Fettembolien gesetzt wurden, sollen Lobelin, Pentamethylentetrazol und Thyroxin in nicht angegebenen Dosen den Plasmafettspiegel erhöhen, also Fett aus den Lungencapillaren mobilisieren (W. VOGEL 1932). Die angegebenen Zahlen dürften einer strengeren Kritik nicht standhalten.

9. Wirkungen auf Fermente.

Nach den Untersuchungen eines Schülers von H. FREUND (J. PIETIG 1935) sollen sowohl Lobelin als auch Chloralhydrat die Entfärbung von Methylenblau durch im Gewebe enthaltene Donatoren unter der Einwirkung verschiedener tierischer Gewebe hemmen; dabei soll aber unter bestimmten Bedingungen Lobelin die durch Chloralhydrat verursachte Hemmung abschwächen. An anderen Geweben soll dagegen Lobelin die Methylenblauentfärbung eher beschleunigen. Da diese Versuche die einzigen uns bekannten über die Beeinflussung intermediärer Stoffwechselvorgänge durch Lobelin sind, läßt sich weder über die Spezifität der geschilderten Wirkungen noch über die Reproduzierbarkeit der Ergebnisse etwas aussagen.

Im Gegensatz zu Nicotin, das in dieser Beziehung ganz unwirksam ist, hemmt Lobelin in vitro die Carbanhydrase (A. O. ZUPANCIC 1953). Dieser Befund wurde im Rahmen einer Untersuchungsreihe erhoben, die die zunächst recht kühn erscheinende These begründen soll, daß für viele Pharmaka die intracellulären Receptoren mit den spezifischen, den Abbau der Pharmaka (oder der in ihrer Wirkung durch sie verstärkten körpereigenen Wirkstoffe) katalysierenden gleichfalls intracellulären Fermenten identisch seien. Es erscheint aber fragwürdig, ob der Hemmung der Carbanhydrase-Aktivität durch Lobelin in vivo eine Bedeutung zukommt, weil sich die pharmakologischen Wirkungen der Carbanhydrase-Hemmstoffe in jeder Beziehung von den Lobelin-Wirkungen unterscheiden.

10. Toxicität.

Da sich nach der Zufuhr hoher Lobelindosen die schwersten Vergiftungserscheinungen am Nervensystem manifestieren, wurde das Vergiftungsbild bei verschiedenen Tierarten bereits ausführlich in diesem Zusammenhang dargestellt.

Fische sind gegen Lobelin etwas empfindlicher als gegen Nicotin (F. REINARTZ 1931); ein zunächst vermuteter Zusammenhang zwischen der Fischtoxicität und der atmungsanregenden Wirkung ließ sich aber bei quantitativer Überprüfung nicht nachweisen (B. BEHRENS, K. HIKIJI 1933).

Bei den meisten Tierarten liegen nach verschiedenen Angaben die tödlichen Dosen nicht weit oberhalb der angegebenen krampferzeugenden Dosen. — Manche der beschriebenen Lobelinkrämpfe waren in Wirklichkeit zweifellos asphyktische Konvulsionen und somit Folgen der schließlich tödlichen Apnoe; diese Deutung trifft aber für die reversiblen von J. DEL CASTILLO NICOLAU (1948) sowie von SALAMA und WRIGHT (1952) beschriebenen Krämpfe sicher nicht zu, weil diese auch ohne Apnoe und außerdem auch bei Vermeidung der CO_2-Auswaschung durch Einatmen CO_2-haltiger Luftgemische auftraten.

Die exakte s.c. LD_{50} für Lobelinchlorhydrat bei der *Maus* wird zu 107,5 mg/kg angegeben (M. CHAKRAVARTI 1939). Hier ist Nicotin etwa 3mal so toxisch; Vergleichszahlen für andere Cerebralanaleptica sind: die LD_{50} für Strychninsulfat 1,25 mg/kg, für Picrotoxin 4,8 mg/kg, für Pentamethylentetrazol 81,0 mg/kg, für Nicotinsäurediäthylamid 325,0 mg/kg, für Amphetamin 155,0 mg/kg

Ratten, die sich ja auch sonst in mancher Beziehung ähnlich wie Hunde verhalten, scheinen gegen Lobelin empfindlicher zu sein: Hier beträgt die i.v. LD_{50} 17 mg/kg (R. HAZARD, E. SAVINI 1953a); die i.v. LD_{50} von Nicotin beträgt bei dieser Species 5 mg/kg.

An Ratten wurde gezeigt, daß die Injektion der halben LD_{50} von Lobelin $1/_2$—2 Std. vor der eigentlichen Bestimmung der i.v. Toxicität keine Veränderung des Wertes der LD_{50} bewirkt, daß Lobelin also keine „autosupressive" (R. HAZARD, E. SAVINI 1953a) Wirkung hat; die Vorbehandlung mit der halben LD_{50} von Lobelin hat dagegen eine sehr ausgeprägte Schutzwirkung gegen eine anschließende Injektion von Nicotin in der doppelten LD_{50} (R. HAZARD, E. SAVINI 1953a). Ob Vorbehandlung mit Nicotin die LD_{50} von Lobelin heraufsetzt, wurde nicht untersucht.

11. Die Stellung des Lobelins
innerhalb der Gruppe der nicotinähnlichen Pharmaka.

Vom pharmakologischen Standpunkt aus wird Lobelin in der Regel zur Gruppe der nicotinähnlichen Pharmaka gerechnet, weil es eine ganze Reihe von Wirkungen mit dem Nicotin gemeinsam hat. Diese gemeinsamen Wirkungen sind: 1. die gleichartige Beeinflussung von Atmung und Kreislauf von den Chemoreceptoren des Glomus aorticum und des Glomus caroticum aus, bei der zur Erzielung gleicher Wirkungen im allgemeinen die doppelte bis 10fache Dosis Lobelin im Vergleich zu Nicotin erforderlich ist (C. HEYMANS, J. J. BOUCKAERT, L. DAUTREBANDE 1931a, b, c; C. HEYMANS, J. J. BOUCKAERT, H. HANDOVSKY 1935; C. HEYMANS, J. J. BOUCKAERT, U. S. v. EULER, L. DAUTREBANDE 1932; R. GAYET, D. QUIVY 1934; S. W. ANITSCHKOW, S. ASRATJAN 1937). Gemeinsam ist beiden Pharmaka auch die Aufhebbarkeit ihrer Chemoreceptorenwirkung durch Ganglienblocker (G. K. MOE, B. PERALTA 1948; R. HAZARD, E. SAVINI 1952; G. PETERS, H. WICK 1953) sowie die Aufhebbarkeit der blutdrucksteigernden Wirkung beim Hund durch Ergotamin und Yohimbin (RAYMOND-HAMET 1925); 2. die im allgemeinen gleichsinnige Wirkung auf sympathische Ganglien und insbesondere die gemeinsame adrenalinausschüttungsfördernde Wirkung auf das Nebennierenmark (B. A. HOUSSAY, E. A. MOLINELLI 1925a, b, 1926; S. W. ANITSCHKOW 1926b): auch hier ist Nicotin in der Regel etwa doppelt so wirksam wie Lobelin; 3. die Wirkungen an isolierten Gefäßen sind ähnliche, wobei die Wirkungsstärke von Lobelin und Nicotin in der Regel ungefähr gleich ist; 4. auch an der Stimmritze des Hundes wirken Nicotin und Lobelin im gleichen Sinn (G. MAFFEI, G. VIDONI 1953); allerdings ist hier Lobelin doppelt so wirksam wie Nicotin.

Von den von verschiedenen Forschern angegebenen prinzipiellen Wirkungsunterschieden zwischen Lobelin und Nicotin lassen sich manche wegen der sehr verschiedenen angewandten Dosierungen beider Pharmaka nicht beurteilen (I. H. PAGE, J. W. McCUBBIN 1953; U. MINGAZZINI 1930). — Manche Wirkungsunterschiede beruhen im wesentlichen darauf, daß Lobelin wegen seiner geringeren chemischen Stabilität im Organismus schneller unwirksam wird: hierher gehören die erwähnten Unterschiede in der tödlichen Dosis sowie die orale Unwirksamkeit von Lobelin im Gegensatz zum Nicotin. — Für die therapeutische Anwendbarkeit des Alkaloids Lobelin sind wahrscheinlich gerade diese nicht prinzipiellen Unterschiede von nicht zu unterschätzender Bedeutung. — Es bestehen aber auch eine Reihe von Wirkungsunterschieden prinzipieller Art und teils sogar von Wirkungsgegensätzen zwischen Lobelin und Nicotin. Hier sind anzuführen:

1. die gegen Acetylcholin sensibilisierende Wirkung unterschwelliger Lobelindosen am isolierten sympathischen Ganglion (H. KONZETT 1951), die dem Nicotin fehlt;

2. die Unterdrückbarkeit der Lobelinkontraktion des Kaninchendarms durch Atropin (L. BACKMAN 1926);

3. die Schutzwirkung subletaler Lobelindosen gegen die tödliche Wirkung doppelter letaler Nicotindosen, aber nicht gegen die tödliche Wirkung doppelter letaler Lobelindosen (R. HAZARD, E. SAVINI 1953a), die im Gegensatz zur gekreuzten Tachyphylaxie beider Alkaloide am Blutdruck des Hundes steht (R. HAZARD, E. SAVINI 1953b);

4. die Verschiedenheit der Wirkungen auf die Atmung bei suboccipitaler Injektion, wo Lobelin entweder wirkungslos bleibt oder die Atmung anregen soll (F. MERCIER, J. DELPHAUT 1936; H. C. NICHOLSON, S. SOBIN 1938), während Nicotin fast regelmäßig Apnoen verursacht;

5. die Hemmbarkeit gewisser Nicotinwirkungen durch „Nicotinantimetaboliten“, die sich nicht oder nur in ganz geringem Maße auf Lobelin erstreckt (G. de Jalon, J. M. Bayo 1946);

6. die Nichtunterdrückbarkeit von Lobelinkrämpfen im Gegensatz zu Nicotinkrämpfen der Maus durch Hexamethonium (D. R. Laurence, R. S. Stacey 1952);

7. die Möglichkeit, bei der Katze „paraklassische“ Curarekrämpfe durch Lobelin zu unterdrücken, was mit Nicotin nicht gelingt (S. Salama, S. Wright 1952);

8. die grundsätzliche Verschiedenheit der Wirkungen auf die Spinalreflexe von Katze und Hund (J. del Castillo Nicolau 1948), und schließlich

9. die Hemmwirkung von Lobelin auf die Carbanhydrase (A. O. Zupancic 1953), die dem Nicotin gänzlich fehlt.

Aus der Aufzählung geht hervor, daß die ausgeprägtesten Unterschiede in der Wirkung auf das Zentralnervensystem bestehen, wo sich die Wirkungen des Lobelins in vieler Beziehung denen des Mephenesins (Orthokresolglycerinäther) mehr als denen des Nicotins nähern (J. del Castillo Nicolau 1948).

Lobelia-Nebenalkaloide.

1. Alkaloide der Lobelingruppe.

Zu dieser Gruppe, die sich chemisch von den im folgenden zu besprechenden Gruppen durch die Anwesenheit von zwei aromatischen Ringen im Molekül sowie durch den gesättigten Charakter des Piperidinrings unterscheidet, gehören neben dem l-Lobelin das ursprünglich als Lobelidin bezeichnete racemische Lobelin, das Diketon Lobelanin, der Dialkohol Lobelanidin und das Nor-Lobelanin. Die bisher aufgezählten Alkaloide kommen sämtlich in Extrakten aus Lobelia inflata und anderen Lobelia-Arten vor; die gleichfalls zu besprechende Grundsubstanz der Reihe, das Lobelan, kommt in der Pflanze nicht vor und wurde entweder aus den natürlichen Alkaloiden oder synthetisch (Heinrich Wieland, I. Drishaus 1929; J. Lee, W. Freudenberg 1944) erhalten. Die Konstitutionsformeln der wichtigsten Vertreter dieser Gruppe sowie die Schmelz- bzw. Siedepunkte sind die folgenden (das mitaufgeführte Nor-Lobelin ist noch unbekannt (G. Woker [1954]):

Lobelan: Sdp. 175° im Hochvakuum

Norlobelanidin: Schmp. 120°

(Norlobelin)

Norlobelanin: Schmp. 120—121°

Lobelanidin: Schmp. 150°

D,L-Lobelin: Schmp. 110°

Lobelanin: Schmp. 99°

Über die pharmakologischen Wirkungen von Norlobelanin und Norlobelanidin ist nichts bekannt, da sie wegen ihrer geringen Wasserlöslichkeit nicht untersucht wurden (W. W. SAKUSSOW 1934).

D,L-Lobelin hat am nicht vorbehandelten und am morphingelähmten Atemzentrum des Kaninchens und der Katze (W. W. Sakussow 1934) eine halb so starke atemanregende Wirkung wie Lobelin (Hermann Wieland, R. Mayer 1922). Das D-Lobelin besitzt also wahrscheinlich nur eine sehr geringe oder gar keine Atmungswirkung. Die Kreislaufwirkung von D,L-Lobelin ist dagegen ebenso stark wie die von L-Lobelin (Hermann Wieland, R. Mayer 1922).

Lobelan hat nur eine sehr geringe atmungsanregende Wirkung (W. W. Sakussow 1934; R. H. K. Foster, L. J. Moench, H. C. Clark 1946). Es besitzt dagegen am isolierten Meerschweinchendünndarm und am Meerschweinchenuterus eine spasmolytische Wirkung (J. Lee, W. Freudenberg 1944); gegen den Acetylcholinspasmus des Meerschweinchendünndarms ist es ungefähr 4mal stärker als Papaverin und ungefähr 15mal schwächer als Atropin wirksam (R. H. K. Foster, L. J. Moench, H. C. Clark 1946), am Meerschweinchenuterus ist die Wirksamkeit gegen Bariumspasmen sehr viel geringer. Die LD_{50} beträgt bei Mäusen s.c. 250 mg/kg und i.v. 15 mg/kg.

Lobelanidin hat an der dezerebrierten Katze gleichfalls eine sehr viel schwächere atmungsanregende Wirkung als Lobelin (W. W. Sakussow 1934), muß aber mindestens ebenso toxisch, wenn nicht toxischer sein als das letztere, so daß die Dosierung nicht genügend gesteigert werden konnte, um ein exaktes Dosierungsverhältnis zwischen Lobelin und Lobelanidin unter diesen Versuchsbedingungen zu ermitteln. Gleichfalls an der dekapitierten Katze wurde festgestellt, daß Lobelanidin eine ausgesprochene broncholytische Wirkung gegen den Pilocarpin-Bronchospasmus (Methode nach Tiefensee 1929 und Kiese 1935) besitzt, wobei 3 mg/kg etwa wirkungsgleich mit 10 µg/kg Adrenalin sind. Die broncholytische Wirkung scheint größtenteils auf einer Anregung der Adrenalinausschüttung zu beruhen, da sie beim nebennierenlosen Tier fehlt. Stärker als die broncholytische Wirkung ist die blutdruckerhöhende Wirkung des Lobelanidins: hier sind 1,5 mg/kg mit 10 µg/kg Adrenalin äquivalent (R. Richter 1938). — An einzelnen Kaninchen und Fröschen (A. Clementi 1936) erzeugte Lobelanidin in etwas geringeren Dosen als Lobelin Krämpfe und Lähmung. Beim Hund verursachte die s.c. Injektion von 5 mg/kg Nausea und Prostration, 10 mg/kg s.c. dagegen wiederholtes Erbrechen und Steigerung der Atemfrequenz (A. Clementi 1936). Der letztere Effekt läßt sich auch durch das Aufbringen eines in gesättigte Lobelanidinchlorhydratlösung getauchten Wattebäuschchens auf den Boden des vierten Ventrikels erzielen (A. Clementi 1935, 1936). Daraus wurde geschlossen, daß Lobelanidin (und Lobelanin) für die Brechwirksamkeit der galenischen Zubereitungen der Lobelia inflata, die ja lange Zeit als Emetika benutzt wurden, verantwortlich sei; diese Annahme kann aber deshalb nicht zutreffen (R. Richter 1939; L. Lendle, R. Richter 1950), weil Lobelanidin zumindest beim Hund nur bei s.c. und i.v. Injektion, aber nicht nach oraler Einnahme, Erbrechen hervorruft.

Lobelanin hat an der dezerebrierten Katze gleichfalls nur eine ganz geringfügige Atemwirkung (W. W. Sakussow 1934) und auch nur eine geringfügige blutdruckerhöhende Wirkung (W. W. Sakussow 1934, R. Richter 1938). Im Gegensatz zum Lobelanidin zeigt es kaum eine broncholytische Wirkung; wie Lobelanidin ist es gegen den $BaCl_2$-Spasmus des isolierten Darms wirkungslos. Im Gegensatz zum noch zu besprechenden Isolobinin erzeugt es bei Ratten in Dosen bis zu 4 mg/kg keine Krämpfe (R. Richter 1938). Bei s.c. Injektion erzeugt es erst in Dosen von 10 mg/kg und nur bei Hunden, die gerade gefressen haben, inkonstant Erbrechen (A. Clementi 1935, 1936). Auf den Boden des vierten Ventrikels aufgebracht, führt es beim Hund nicht zu Erbrechen. Auf oralem Weg vermag es beim Hund in Dosen bis zu 10 mg/kg gleichfalls kein Erbrechen auszulösen)R. Richter 1939; L. Lendle, R. Richter 1950).

2. Alkaloide der Lelobaningruppe.

Die Alkaloide dieser Gruppe unterscheiden sich von denen der Lobelingruppe
dadurch, daß an einer der beiden Seitenketten statt des aromatischen Benzol-
rings eine Äthylgruppe steht; innerhalb der Gruppe ist die Nomenklatur der verschiedenen Alkaloide die gleiche wie innerhalb der Lobelingruppe. Chemisch
bekannt sind das Norlelobanidin, das Lelobanidin, das Norlelobanin und das
Lelobanin (G. Woker 1954: dort auch nähere chemische Angaben). Hier sollen
nur die Konstitutionsformeln von 2 Vertretern der Gruppe, die in Extrakten
aus Lobelia inflata nachgewiesen wurden, angeführt werden. Beide kommen in
den Extrakten in racemischer Form als linksdrehende und als rechtsdrehende
Verbindungen vor.

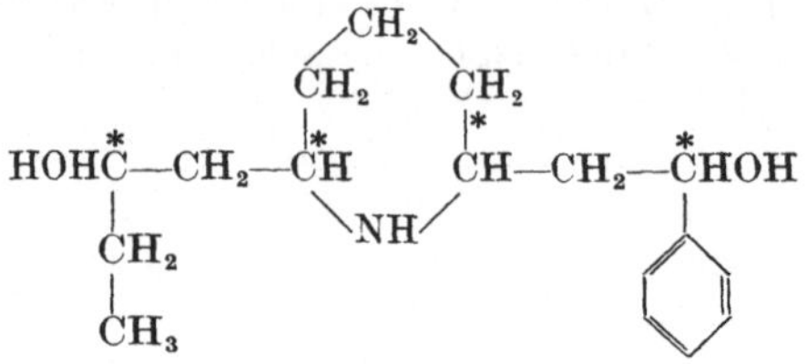

Norlelobanidin: Schmp. 90°

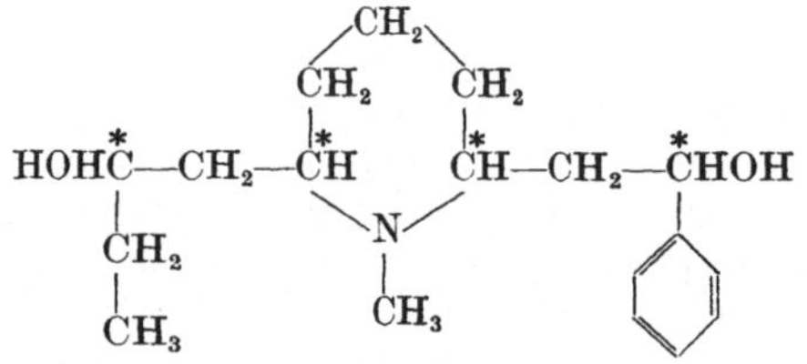

Lelobanidin: Schmp. 68°

Über die pharmakologischen Wirkungen dieser Alkaloide ist nichts bekannt.

3. Alkaloide der Lobiningruppe.

Das schon im Jahre 1928 (W. Koschara 1928) isolierte Lobinin unterscheidet
sich von dem — hypothetischen — Lelobelin durch eine Doppelbindung im
Piperidinring. Entsprechend unterscheidet sich vom Lelobanin das Lobinanin
und vom Lelobanidin das Lobinanidin. In den Extrakten aus Lobelia inflata
kommen Lobinin und Lobinanidin vor (O. F. Uffelie 1946). — Die Nor-Ver-
bindungen dieser Gruppe sind nicht bekannt.

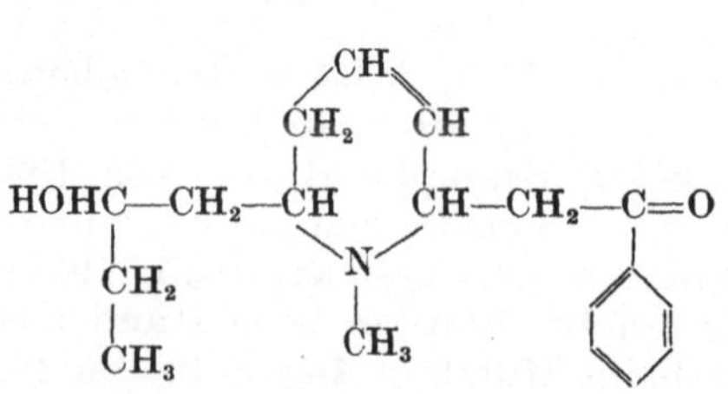

Lobinin: Schmp. des Chlorids 144°

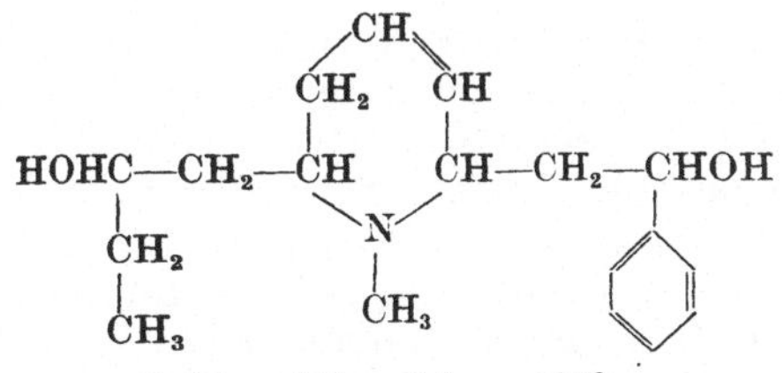

$$HOHC-CH_2-CH \quad CH-CH_2-CHOH$$

Lobinanidin: Schmp. 95°

Auch über die pharmakologischen Wirkungen dieser 3 Alkaloide ist nichts bekannt

4. Alkaloide der Isolobiningruppe.

Bekannt sind Isolobinin, Isolobinanidin und Isolobinanin, deren Beziehungen untereinander die gleichen wie bei den Vertretern der Lobiningruppe sind. Die Konstitution von Isolobinin wurde von O. THOMÄ (1939) aufgeklärt: es steht aber noch nicht ganz sicher fest (G. WOKER 1954), ob es sich von Lobinin durch die Stellung der Doppelbindungen im heterocyclischen Ring (4—5 statt 3—4) oder aber, was wahrscheinlicher ist (H. WIELAND, W. KOSCHARA, E. DANE, J. RENZ. W. SCHWARTZ, W. LINDE 1939) durch eine Cis-trans-Stereoisomerie unterscheidet.

Isolobinin wurde pharmakologisch sehr gründlich untersucht. Es ist in vieler Beziehung nicotinähnlicher als Lobelin, unterscheidet sich aber auch von Nicotin in einigen Eigenschaften. So ist es bei der Ratte ein wirksameres Krampfgift als Nicotin, da schon 0,3—0,4 mg/kg nach einem heftigen Erregungszustand Krämpfe mit Atmungsbeschleunigung und Dyspnoe mit anschließender Apnoe hervorrufen, während von Nicotin dazu 2,0—2,5 mg/kg erforderlich sind (vgl. dazu die sehr viel höhere Krampfdosis von Lobelin [L. LENDLE, H. RUPPERT 1942: H. RUPPERT 1942]). Innerhalb von 2 Std. nach der ersten Injektion von Isolobinin sind sowohl Isolobinin selbst als auch Nicotin unwirksam. Die Isolobininkrämpfe der Ratte lassen sich im Gegensatz zu Nicotinkrämpfen und einer Reihe anderer Nicotin- und Lobelinwirkungen (R. HAZARD, E. SAVINI 1953a, b) durch Vorbehandlung mit Spartein oder Apocodein nicht unterdrücken. Weder Morphin noch Papaverin noch Atropin noch Ergotamin haben einen Einfluß auf die Krampfentstehung, die dagegen durch Avertin- oder Äthernarkose verhindert wird — merkwürdigerweise auch durch die s.c. Injektion von 50 μg/kg Adrenalin. Beim Kaninchen zeigt dagegen Isolobinin bis 10 mg/kg keinerlei Krampfwirkung (L. LENDLE, H. RUPPERT 1942); ebenso fehlen bei der Katze bis zu 8 mg/kg s.c. Krämpfe, wohl aber tritt Ataxie und schließlich Verlust der Stellreflexe auf (Nicotin verursacht dagegen bei der Katze in 3—4 mg/kg s.c. Krämpfe und Tod). Beim Frosch erzeugen 1—3 mg/Frosch (R. RICHTER 1938) zunächst spastische Lähmung wie Nicotin, dann aber schlaffe Lähmung wie Lobelin. An der Blutegelrückenmuskulatur wirkt Isolobinin wie Nicotin (R. RICHTER 1938). Ebenso erzeugt es am Musculus rectus des Frosches in etwas höheren Konzentrationen als Nicotin Kontrakturen. Gleichfalls am Froschmuskel wurde eine eindeutige curarisierende Wirkung sowohl am isolierten Nerv-Muskel-Präparat (10⁻⁵) als auch am CLAUDE BERNARD-Frosch festgestellt (L. LENDLE, H. RUPPERT 1942). Eine curarisierende Wirkung am Säugetier konnte dagegen nicht nachgewiesen werden.

Die Atmungswirkung von Isolobinin beim Hund deckt sich ganz mit der von Lobelin und von Nicotin (R. PANNIER, J. DE BACKER 1944): nur sind von Isolobinin noch kleinere Dosen zur Atemanregung über den Sinus caroticus erforderlich. In den vierten Ventrikel eingebracht, regt Isolobinin die Atmung nicht an. Auch die Bradykardie-erzeugende Isolobinin-Wirkung ist wie die entsprechenden Lobelin- und Nicotinwirkungen durch eine Vagusreizung über die Chemoreceptoren zu erklären (R. Pannier, J. de Backer 1944). Das gilt dagegen nicht für die Blutdrucksteigerung, die sich bei Injektion in die Arteria carotis communis nach Sinusdenervierung (oder bei Injektion in die Arteria occipitalis) genau so gut auslösen läßt wie bei intakter Sinusinnervierung. Neben dieser zentralen blutdrucksteigernden Wirkung besitzt Isolobinin aber auch eine periphere pressorische Wirkung, die sich nach Zerstörung des Rückenmarks und Dezerebrierung zeigt: sie wird von R. Pannier und J. de Backer (1944) durch die in der Versuchsanordnung von Tournade nachgewiesene starke Adrenalinausschüttung erklärt, weil diese Untersucher am isolierten Hundehinterbein keine direkte gefäßverengende Wirkung des Isolobinins nachweisen konnten. Dieser Erklärung widersprechen die Befunde von R. Richter (1938) an der Katze, der auch beim nebennierenlosen Tier eine starke blutdruckerhöhende Wirkung fand, die dann (im Gegensatz zu den Ergebnissen am intakten Tier und im Gegensatz zur Adrenalinwirkung) einer ausgesprochenen Tachyphylaxie unterworfen war; R. Richter fand zudem eine deutliche gefäßverengende Wirkung am isolierten Kaninchenohr und am Trendelenburg-Frosch.

An der dekapitierten Katze hat Isolobinin in Dosen unter 1 mg/kg eine ausgesprochene broncholytische Wirkung gegen den Pilocarpin-Bronchoaspasmus. Dagegen zeigt es in der Dosis von 1 mg/kg keine Schutzwirkung gegen das Histaminasthma des Meerschweinchens (R. Richter 1938; L. Lendle, R. Richter 1950). Die broncholytische Wirkung wird sicher zum großen Teil durch die Adrenalinausschüttung vermittelt, da sie beim nebennierenlosen Tier entweder fehlt oder nur ganz schwach ist. — Weder die broncholytische Wirkung an der Katze noch die krampferzeugende Wirkung an der Ratte lassen sich auf peroralem Weg auslösen: im Gegensatz zu Nicotin und in Übereinstimmung mit Lobelin wird Isolobinin anscheinend im Magen schnell zerstört. Bei Injektion in den Oesophagus von Ratten statt in den Magen erzeugt 1,0 mg/kg dagegen deutliche Krämpfe. Peroral gegeben, verursacht beim Hund Isolobinin in einer Dosis von 1,5—10 mg/kg heftiges Erbrechen, wobei sich die Wirkung kleiner Dosen durch selbst nicht wirksame Mengen von Tinctura Lobeliae verstärken läßt (R. Richter 1939). Die brechreizerzeugende Wirkung ist nur ein Ausdruck einer allgemeinen schleimhautreizenden Wirkung, die beim Arbeiten mit dem Alkaloid (R. Richter 1938, 1939) häufiges Niesen und Husten und bei Einbringen einer Lösung der Konzentration 10^{-6} in den Mund des Menschen ein kratzendes Gefühl verursacht. Es wird angenommen, daß Isolobinin derjenige Bestandteil der galenischen Zubereitungen der Lobelia inflata ist, der für die emetische Wirkung — und damit für die einzige therapeutische Wirkung der Droge — verantwortlich ist (R. Lendle, R. Richter 1950).

5. Andere Nebenalkaloide.

Aus Lobelia cardinalis wurde ein Lobinalin genanntes Alkaloid isoliert (Manske 1938), über dessen chemische Konstitution und dessen Wirkungen nichts bekannt ist (Manske 1938). —

Lobelia inflata und andere Lobeliaarten. Galenische Zubereitungen.
Gesamtalkaloide.

Geschichte: Die Lobelia inflata und wahrscheinlich andere ähnliche Lobeliaarten sollen seit sehr langer Zeit von den Indianern Nordamerikas als Brechmittel verwandt worden sein (A. Dieckvoss 1937). Die Pflanze wird seit ihrer therapeutischen Verwendung auch noch als "Indian tobacco" bezeichnet — nach R. Joyeux (1938) wegen ihres brennenden, tabakähnlichen Geschmacks; Angaben über ihre Verwendung als Genußmittel werden nirgends gemacht: auf Grund der pharmakologischen Eigenschaften ist nicht anzunehmen, daß sich die Lobeliaarten zur Verwendung als tabakähnliche Genußmittel eignen. Die Bezeichnung

Lobelia wurde der Familie von PLUMIER zu Ehren des MATHIEU DE L'OBEL — eines flämischen Botanikers, der den wissenschaftlichen Namen LOBELIUS trug, 1538 in Lille geboren war und Leibarzt Jakobs I. von England sowie Wilhelms von Oranien gewesen war — gegeben und von LINNÉ 1746 übernommen. Der erste Bericht über ihre therapeutische Verwendung stammt von dem asthmatischen Geistlichen M. CUTLER (1785), der von der antiasthmatischen Wirkung der oral eingenommenen Droge bei sich selbst begeistert war und außerdem über die Anwendung des Mittels als Brechmittel berichtete. Während aber die Stimme des Geistlichen ungehört verhallte, fand der Wunderheiler SAMUEL THOMSON bei einem großen Publikum Gehör: er veröffentlichte im Jahr 1807 unter dem Titel "A New Guide to Health" die Bibel einer Wunderheilersekte — der Anhänger des "Thomsonian System of Medicine" —, in der das Lobelin als Mittel gegen Asthma, aber auch eine ganze Reihe anderer Krankheiten eine hervorragende Stellung einnimmt. Da die Dosierung liberal gehandhabt wurde, kam es auch zu Todesfällen, derentwegen THOMSON selbst 1809 einmal vor Gericht gestellt, aber freigesprochen wurde. Nach den Angaben von J. U. LLOYD und C. G. LLOYD (1886—87b) sollen Dosen von mehr als 3,75 g der gepulverten Blätter von Lobelia inflata per os tödlich gewirkt haben. Direkt oder indirekt vom Thomsonian System of Medicine beeinflußt, führte 1829 REECE die Lobelia inflata in England ein (A. DIECKVOSS 1937). Etwas später schrieb DELIOU DE SAVIGNAC (1838—1840) den Lobeliapflanzen (inflata und syphilitica) betäubende, abführende, schlaffördernde und antiluische Wirkungen zu (zit. nach P. GUNS 1926). In der Folgezeit verbreitete sich der Gebrauch der Droge als Asthmamittel wegen des seit jeher bestehenden ständigen Bedarfs nach neuen Asthmamitteln, der damals wegen der Beliebtheit der Diagnose Asthma bei allen möglichen unklaren Krankheitsbildern noch viel größer als heute gewesen sein muß, sehr schnell in England und in Deutschland; in Frankreich wurde das Mittel erst durch BARAILLIER im Jahre 1864 populär gemacht. Die jahrzehntelange Anwendung der Droge und ihrer galenischen Zubereitungen — schon SAMUEL THOMSON verwandte neben der Droge selbst die Tinktur — bedeutet, wie zahlreiche Beispiele aus der Geschichte der Medizin zeigen, durchaus nicht, daß dem Mittel irgendeine antiasthmatische Wirkung zukommt; denn gerade bei Asthma bronchiale sind Suggestivwirkungen therapeutisch angewandter Pharmaka besonders wichtig. Andererseits ist es aber möglich, daß unterschwelligen Dosen der Tinktur — wie es die traditionelle Heilmittellehre für alle oral wirksamen Emetika annimmt — eine gewisse „expektorierende" Wirkung zukommt. Nachdem den Lobeliapräparaten und dem Lobelin heute keine antiasthmatische Wirkung mehr zugeschrieben wird, mag die Behauptung, daß Lobelin gegen Asthma cardiale wirksam sein soll (V. MILIČEV 1933) als letzter Ausläufer einer alten Tradition betrachtet werden. Heute ist die therapeutische Anwendung der Lobelia inflata und ihrer galenischen Zubereitungen obsolet, wenn auch die Droge noch in 2 Pharmakopoen, nämlich der portugiesischen von 1946 und der französischen von 1949, beschrieben wird.

1834 berichtete S. COLHOUN über Versuche zur Extraktion des wirksamen Bestandteils der Pflanzen und nannte seinen Extrakt „Lobelin": nach der Beschreibung von F. SOBERNHEIM (A. DIECKVOSS 1937) soll dieses „Lobelin" „eine dem Nicotin von BERZELIUS ähnliche Masse" gewesen sein. Über ihre Wirkung ist ebenso wenig bekannt wie über die der 1843 von H. REINSCH erhaltenen gummiartigen, ätherunlöslichen, sauer reagierenden Masse, die ihr Entdecker gleichfalls als „Lobelin" bezeichnete. Das nächste „Lobelin" wurde wiederum in Amerika entdeckt: W. PROCTER (1838, 1842, 1850) gewann aus Lobelia-Samen ein zähflüssiges, gelbliches, beißendes, alkalisches Öl, das in Alkohol und Äther gut löslich war und ein kristallisiertes Chlorhydrat gab (B. MOTEL 1924; R. JOYEUX 1938). Ein „ähnliches" Präparat erhielt BASTICK (1851) bei der Ätherausschüttlung von mit Natronlauge neutralisierten schwefelsauren Auszügen aus Lobeliablättern (B. MOTEL 1924). Eines der letzteren Präparate dürfte es gewesen sein, das A. OTT (1875) nach den damaligen Methoden pharmakologisch untersuchte: er stellte fest, daß es bei Säugetieren die Atmung zunächst beschleunigte und dann verlangsamte und daß es beim Frosch im Gegensatz zum Nicotin nur eine beruhigende und dann lähmende Wirkung hatte. 1877 beschrieb LEWIS ein aus Lobeliablättern gewonnenes „Lobelin" von wiederum anderem Aspekt und anderen physikalischen Eigenschaften. 1880 untersuchte W. RÖNNBERG genauer die pharmakologischen Wirkungen eines Präparates, das dem von REINSCH gewonnenen ähnlich war: neben den von OTT beschriebenen Wirkungen fand er am Frosch bei Aufbringen der Lösung auf freigelegte Nerven und Muskeln eine Unterdrückung der Zuckung auf elektrische Reize; am Froschherzen sollte sein „Lobelin" den Muscarinherzstillstand verhindern. H. v. ROSEN isolierte 1886 aus Lobelia nicotianaefolia ein „Lobelin", das „als Emeticum an Sicherheit der Wirkung dem Apomorphin nicht nachsteht". Als erste trennten 1886/87 J. U. LLOYD und C. G. LLOYD mehrere alkaloidhaltige Extrakte voneinander, wobei sie ein „amorphes Alkaloid" erhielten, das sie „Lobelin" nannten, und außerdem ein kristallisiertes Präparat, dem sie den Namen „Inflatin" gaben. 1889 isolierte schließlich ein Schüler von O. SCHMIEDEBERG, H. DRESER, über das Platindoppelsalz eine amorphe Base, der er die Bruttoformel $C_{16}H_{24}NO$ zuschrieb. 1890 erhielten H. PASCHKIS und A. SMITA bei der Oxydation eines dem DRESERSCHEN ähnlichen „Lobelins" Benzoesäure und schlossen daraus, daß das Lobelin einen aromatischen Ring enthalten müsse. Erst im Jahr 1916 gelang dann HEINRICH WIELAND die wirkliche Isolierung des heute als Lobelin bezeichneten Alkaloids, und in den Jahren 1921—1939 die Isolierung und Konstitutionsaufklärung der bis heute bekannten Lobelia-Nebenalkaloide.

Vorkommen und Zusammensetzung der Lobelia inflata. Die Lobelia inflata wächst in Nordamerika, aber auch in der südlichen Hemisphäre, z. B. in Chile (J. IBAÑEZ 1952) in großen Mengen wild; außerdem wird sie in Nordamerika und in Europa gezüchtet. Als Droge verwandt wird die blühende Pflanze (Pharmacop. franç. 1949), die getrocknet und gepreßt wird. Innerhalb der Pflanze scheint nach histochemischen Untersuchungen von M. MASCRÉ und P. CRÉTÉ (1932) nur der Pflanzensaft, nicht aber die Pflanzenzellen, Alkaloide und Tannine zu enthalten. Zum qualitativen Nachweis von Lobelin und Lobelia-Nebenalkaloiden in der Droge und ihren galenischen Zubereitungen eignen sich alle bei der Besprechung des Lobelins angeführten Reaktionen (F. REINARTZ 1931; A. RINGER 1953). Die Bestimmung des Lobelingehalts oder des Gesamtalkaloidgehalts der Droge gibt je nach der angewandten Methode sehr verschiedene Ergebnisse (O. F. UFFELIE 1946). Ganz unzuverlässig sollen die gravimetrischen Methoden auf Grund der Wägung der summarisch gereinigten Alkaloide (E. H. FARR, R. WRIGHT 1903; L. DAVID 1929) sein. Ein argentometrisches Verfahren zur Titration der aus dem Ätherextrakt gewonnenen Alkaloidchlorhydrate (C. E. VANDERKLEED, G. E. E'WE 1916) soll nach H. A. CAULKIN (1939) stets viel zu hohe Ergebnisse zeitigen. Mehrere Methoden beruhen auf der Titration der durch mehrfache Übernahmen aus alkalischen oder alkalischgemachten Extrakten in Fettlösungsmittel mit anschließender Rückübernahme in leicht saure Lösungen, erneutem Alkalischmachen und erneuter Übernahme in ein Fettlösungsmittel gereinigten Alkaloide mit verdünnter Salzsäure (W. PEYER, F. GSTIRNER 1932; L. ESDORN 1940; W. A. N. MARKWELL 1936). Ein indirektes gravimetrisches Verfahren wurde von M. MASCRÉ (1930) beschrieben und leicht modifiziert in die Pharmacopée française übernommen: es beruht auf der Präcipitation der Alkaloide im gereinigten Ätherextrakt mit Silicowolframsäure, wobei ein Präcipitat von der Zusammensetzung $Wo_{24}Se_2O_{80}K_{28} \cdot 7$ Lobelin entstehen soll. Dementsprechend soll die Multiplikation des Gewichts des nach der Veraschung des Präcipitats erhaltenen Silicowolframsäurerückstands mit 0,0248 das Gewicht der ursprünglich vorhandenen Gesamtalkaloide angeben. Diese Methode soll (O. F. UFFELIE 1946) immer sehr viel höhere Werte ergeben als die titrimetrischen, was entweder darauf beruhen kann, daß die Silikowolframsäure nicht nur die Alkaloide präcipitiert, oder sich durch Verschiedenheiten der verschiedenen angewandten Silicowolframsäuren erklären lassen kann. — Die titrimetrischen Methoden geben nach den Angaben verschiedener Autoren (H. LESTRA 1926) einen Gesamtalkaloidgehalt der Lobelia inflata-Droge um 0,30—0,40%; MASCRÉ und CARON (1933) fanden in Lobelia inflata 0,58%. Eine etwas spezifischer auf Lobelin und in ihrem chemischen Aufbau dem Lobelin ähnliche Alkaloide gerichtete Methode ist die polarographische Bestimmung (P. NYMAN, F. REIMERS 1941; F. REIMERS, P. NYMAN 1943). — Polarographisch läßt sich Lobelin, aber auch Lobelanin, in Gegenwart von Ammoniumchlorid als indifferenter Elektrolyt gut bestimmen — allerdings nur, wenn die zu untersuchende Lösung sicher acetophenonfrei ist. Polarographisch fanden NYMAN und REIMERS in der Trockensubstanz der Droge nur 0,18% Lobelia-Alkaloide (ausgedrückt als Lobelinchlorhydrat). Daraus ergibt sich, daß mit den bisher geschilderten Methoden außer den eigentlichen lobelinähnlichen Alkaloiden noch eine ganze Reihe von anderen Substanzen mitbestimmt werden. Zum gleichen Ergebnis führt ein von O. F. UFFELIE (1946) ausgearbeitetes Verfahren, das auf der Isolierung der Alkaloide mit anschließender Abspaltung von Acetophenon in alkalischer Lösung und iodometrischer Titration des entstandenen Acetophenons beruht.

Alkaloide aus anderen Lobelia-Arten. Mit ihrer Silicowolframsäuremethode haben M. MASCRÉ und M. CARON (1933) den Alkaloidgehalt einer Reihe von in Europa vorkommenden oder als Zierpflanzen angepflanzten Lobelia-Arten untersucht. Sie fanden in Lobelia inflata 0,58% Alkaloide; in Lobelia cardinalis 0,45%; in Lobelia syphilitica 0,03%; in Lobelia urens 0,75%; in Lobelia erinus dagegen nur Spuren von Alkaloiden. Der Vergleich der Wirkungen der untersuchten Extrakte auf die Atmung und den Blutdruck des mit Chloralose narkotisierten Hundes mit dem chemisch ermittelten Alkaloidgehalt zeigte, daß die Wirkung der Gesamtalkaloide aus Lobelia urens und Lobelia syphilitica derjenigen der Gesamtalkaloide aus Lobelia inflata gleichwertig war, während die Gesamtalkaloide aus Lobelia cardinalis pro Gewichtseinheit nur die Hälfte der Wirksamkeit der Lobelia inflata-Alkaloide hatten. Von den Alkaloiden aus Lobelia erinus konnten keine genügend konzentrierten Lösungen erhalten werden, um Rückschlüsse auf die Wirksamkeit der Alkaloide zu ziehen. — Aus Lobelia sessilifolia haben japanische Untersucher (S. KUBOTA, S. NAKASHIMA, R. ITO 1929a, b; R. ITO 1929) ein Alkaloid isoliert, das in seinen pharmakologischen Wirkungen auf Atmung und Blutdruck an Ratten und Hunden sowie in seiner Wirkung auf das Froschherz dem WIELANDschen Lobelin sehr ähnlich war und vielleicht mit ihm identisch ist. Aus der gleichen Pflanze wurde aber auch ein anderes Alkaloid isoliert (S. Kubota, S. Nakashima 1929), das nach seinen chemischen Eigenschaften weder mit Lobelin noch mit Lobelanin noch mit Lobelanidin identisch war. — Schließlich haben R. Tondeur und R. Charlier (1950) aus der afrikanischen Lobelia giberroa einen Rohextrakt erhalten, der am narkotisierten Hund 4mal so stark atmungsanregend, aber nur ebenso stark blutdrucksteigernd wie kristallisiertes Lobelin wirkte.

Die Wirkung von galenischen Zubereitungen der Lobelia inflata. An Atmung und Blutdruck des mit Chloralose narkotisierten Hundes zeigten nach M. Caron (1936) wäßrige Extrakte aus Lobelia inflata nur ein Viertel der Wirksamkeit, die man nach dem mit der Siliocwolframsäuremethode ermittelten Alkaloidgehalt hätte erwarten sollen. Da, wie wir eben gesehen hatten, höchstens $^1/_3$ der mit dieser Methode bestimmten Gesamtalkaloide lobelinähnliche Alkaloide sein dürften, entspricht dieses Wirkungsverhältnis der Erwartung. Überraschend ist dagegen die Feststellung, daß am gleichen Modell die Wirksamkeit der Lobeliatinktur größer gewesen sein soll als ihrem Alkaloidgehalt entsprochen hätte. Der Hauptunterschied in der Wirkung von galenischen Zubereitungen aus Lobelia und von Lobelin liegt in der Brechwirkung der ersteren bei oraler Einnahme beim Hund und beim Menschen (R. Richter 1938, 1939; L. Lendle, R. Richter 1950), bei der subcutanen Injektion bei Meerschweinchen und Katzen (G. Crimi 1933) sowie bei der Auftragung auf den Boden des vierten Ventrikels des narkotisierten Hundes (G. Crimi 1933). Von L. Lendle und R. Richter (1950) wird angenommen, daß diese Brechwirkung in der Hauptsache auf der lokalen schleimhautreizenden Wirkung des in den galenischen Lobeliazubereitungen enthaltenen Isolobinins beruht. Leider ist über den Isolobiningehalt der galenischen Zubereitungen nichts Genaues bekannt. — Nur auf parenteralem Wege hat die Tinctura Lobeliae eine gewisse broncholytische Wirkung beim Pilocarpinbronchospasmus (R. Richter 1938).

Die Wirkung älterer „Lobeline". Alle vor der Isolierung des Lobelins durch Heinrich Wieland als „Lobelin" bezeichneten gereinigten Extrakte waren in Wirklichkeit verschieden zusammengesetzte Gemische verschiedener Wirkstoffe, so daß es wenig Sinn hat, die Ergebnisse der älteren Autoren miteinander zu vergleichen. Die wichtigsten dieser Untersuchungen sollen kurz in chronologischer Reihenfolge besprochen werden. H. Dreser fand 1889 eine reflexsteigernde Wirkung seines „Lobelins" beim Frosch, die strychninartig sein sollte. Gleichfalls beim Frosch verursachte das Präparat nach Injektion einen Herzstillstand von 30 sec bis 2 min Dauer, der spontan reversibel war und für längere Zeit eine Unempfindlichkeit des Herzens gegen Muscarin zurückließ. Bei der Katze verursachten ungefähr 2 mg/kg s.c. eine ungefähr 1 Std. anhaltende Beschleunigung und Vertiefung der Atmung, die mit Würgen und Erbrechen einherging; ungefähr 40 mg/kg s.c. wirkten tödlich. Am Kaninchen wurde eine deutliche Vergrößerung des Atmungsvolumens nach 4 mg Lobelin i.v. gemessen, die durch Vagotomie nicht beeinträchtigt wurde. Bliedtner sah 1891 bei Tauben eine starke Beschleunigung der Atmung nach der i.m. Injektion von Dosen ab und über 0,10 mg/kg „Lobelinsulfat Merck" — eines dem Dreserschen sehr ähnlichen Präparates. In Dosen über 0,13 mg/kg trat Erbrechen auf, während die tödliche Dosis um 50 mg/kg lag. — J. G. Brodie (1903) fand, daß „Lobelin" isolierte Rinderbronchien kontrahierte, schon kontrahierte Bronchien aber erweiterte. — C. W. Edmunds (1904) beschrieb als erster neben der schon bekannten Atmungsbeschleunigung und dem Brechreiz (erstere sah er nur nach kleinen Dosen um 0,5—1,0 mg/Katze) das konstante Auftreten von Apnoen nach Injektion von höheren Dosen. Er fand bei Hunden, Katzen und Mäusen große Wirkungsunterschiede, wenn mehrere Injektionen in kurzen Abständen gegeben wurden. Während die erste s.c. Injektion häufig die Atmung beschleunigte, war die zweite meist wirkungslos und die dritte hemmte sogar die Atmung. Besonders gründlich

untersuchte EDMUNDS die Herzwirkung des von ihm untersuchten Präparats:
es verhinderte bei der Katze den Herzstillstand durch die Injektion einer größeren
Pilocarpindosis und vermochte ihn bei der Schildkröte sogar zu beseitigen.
Auf das isolierte Froschherz hatte das Präparat eine hemmende Wirkung, vermochte aber andererseits die hemmende Muscarinwirkung abzuschwächen, wenn
auch nicht aufzuheben. — Die Wirkungen des „Lobelinum sulfuricum Merck" am
Froschherz wurden genau von J. VAN DER HOEVEN LEONHARD (1907) untersucht;
die schon bekannten Hemmwirkungen wurden bestätigt. Außerdem soll das Präparat
die hemmende Wirkung der Vagusreizung auf das Froschherz aufgehoben und am
Frosch-EKG erhebliche Veränderungen verursacht haben. Schließlich sei noch
vermerkt, daß P. GUNS (1926) eine besonders große Empfindlichkeit des äther-
oder chloroformnarkotisierten Kaninchens gegen „Lobelinum sulfuricum Merck"
entdeckte, die nach den schon besprochenen Untersuchungen von WIELAND und
BEHRENS auf der Wirkung des darin enthaltenen echten Lobelins beruhen kann.

Synthetische Derivate des Lobelins und anderer Lobelia-Alkaloide.
Synthetische Lobelin-Ersatzmittel.

Es wurden auffällig wenig Versuche angestellt, durch Veränderungen am
Lobelinmolekül ein Präparat mit geringeren Nebenwirkungen zu erhalten. Die
Gründe dafür sind vielleicht wirtschaftlicher Natur (K. WARNAT 1936).

In der Hoffnung, die durch Vaguserregung zustande kommenden Lobelinwirkungen zu kompensieren, wurde ein Lobelin-Camphosulfonat hergestellt, das
sich an urethannarkotisierten und mit Morphin vorbehandelten Kaninchen als
stärker atmungsanregend, aber auch als wesentlich toxischer als Lobelinchlorhydrat erwies (M. AIAZZI-MANCINI 1936).

Ein einfaches α-substituiertes lobelaninähnliches Piperidinderivat

war nach J. HANO (1931) an Mäusen 10 mal weniger toxisch als Lobelin; leider
war auch seine Atmungswirkung beim Kaninchen mehr als 10 mal schwächer als
die von Lobelin. Es bewirkte keine Adrenalinfreisetzung und keine Hyper-
glykämie.

Auf Grund einer entfernten chemischen Ähnlichkeit von Lobelan mit Papaverin und der schon geschilderten spasmolytischen Lobelan-Wirkung haben
J. LEE und W. FREUDENBERG (1944) verschiedene Lobelanderivate dargestellt,
von denen das Di-p-methoxy-lobelan die größte spasmolytische Wirkung zeigte:

Dieses Präparat war gegen den Acetylcholinspasmus des Meerschweinchendünndarms rund 10mal schwächer als Atropin und rund 6mal stärker als Papaverin wirksam. Gegen den Bariumspasmus des Meerschweinchenuterus war es weniger wirksam als andere kompliziert gebaute Lobelanderivate. Die LD_{50} betrug bei Mäusen bei s.c. Injektion 52 mg/kg, bei i.v. Injektion 18 mg/kg (Papaverin s.c. 350 mg/kg; i.v. 23 mg/kg). Als Spasmolyticum ist das Präparat also wahrscheinlich wirksamer und nicht viel toxischer als Papaverin. Die atmungsanregende Wirkung ist bei morphinvergifteten Kaninchen ebenso schwach wie die des Lobelans, hält aber etwas länger an als die des Lobelins. Es besitzt weder eine Schutzwirkung gegen Barbitursäurederivate noch eine Weckwirkung. Am narkotisierten Kaninchen verursacht es einen geringen Blutdruckabfall (R. H. K. FOSTER, L. J. MOENCH, H. C. CLARK 1946).

K. WARNAT (1936) hat eine große Reihe mehr oder minder lobelinähnlicher Verbindungen herstellen lassen, bei denen meist der Piperidinring durch eine aliphatische Gruppierung ersetzt war. Das wirksamste der erhaltenen Präparate war das Phenylpropanol-phenylpropanon-methylamin:

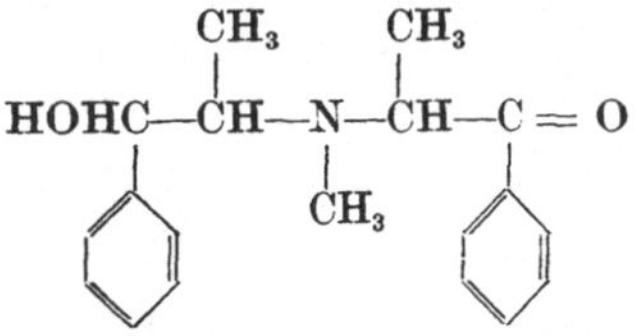

$$HOHC-CH-N-CH-C=O$$

das am morphinvergifteten Kaninchen die gleiche Wirkung wie Lobelin zeigte, aber an der Maus 6mal weniger toxisch als Lobelin war. Die beiden Stereoisomeren der Verbindung wurden getrennt dargestellt: nur die linksdrehende Komponente erwies sich als ebenso atmungswirksam wie Lobelin, während die rechtsdrehende nur $^1/_5$ der Lobelinwirkung zeigte. Eine Reihe anderer ähnlich gebauter Verbindungen war weniger toxisch, aber auch weniger stark atmungsanregend als Lobelin.

Schließlich soll noch erwähnt werden, daß Lobelin- (oder Nicotin-) ähnliche Nebenwirkungen auf Ganglien oder besonders auf die Atmung sicher einer ganzen Reihe von Pharmaka mit anderen Hauptwirkungen zukommen. Atmungsanregende Wirkungen von kürzerer Dauer sind gelegentlich beschrieben und sicher noch häufiger übersehen worden; ihr Mechanismus ist meist unbekannt. Als Beispiel sei das Phenyl-Piperidyl-Essigsäuremethylester-Chlorhydrat (R. MEIER, F. GROSS, J. TRIPOD, 1954)

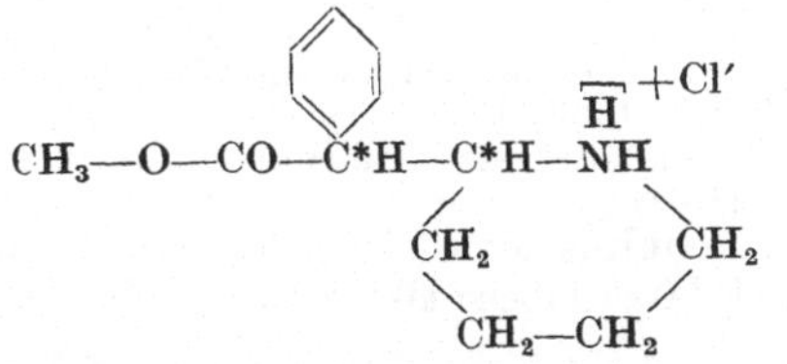

$$CH_3-O-CO-C^*H-C^*H-NH$$

genannt, das neben seiner weckaminartigen Hauptwirkung in höheren Dosen (20 mg/kg i. v.) die unter der Wirkung von Morphin abgeschwächte Atmung des narkotisierten Kaninchens anzuregen vermag. Eine gewisse Lobelinähnlichkeit der Konstitutionsformel dieser Verbindung läßt sich mit Hilfe der in den letzten Jahren viel geübten Formelumzeichnungen leicht konstruieren.

Literatur.

AIAZZI-MANCINI, M.: Il canfosulfonato di lobelina. Rass. terap. pat. clin. (Napoli) 8, 1 (1936).
ANITSCHKOW, S. W. (С. В. Аничков): К фармакологий кристаллического лобелина. (Zur Pharmakologie des kristallisierten Lobelins). Vestn. Chir. (Russ.) 1926/27, 136.
— Über die Wirkung des Lobelins (Lobelinum cristallisatum „Ingelheim“) auf die isolierte Nebenniere. Arch. exper. Path. u. Pharmakol. 118, 242 (1926 b).
— u. S. ASRATJAN: Über die Wirkung Citisins, Coniins und anderer ganglionärer Gifte auf die Rezeptoren des Sinus caroticus. Arch. internat. Pharmacodynamie 55, 61 (1937).

ANTAL, L.: Pharmakologische Untersuchungen über Lobelin (Lobelin Ingelheim). I. Mitteilung: Die zentralen und peripheren Wirkungen des α-Lobelins. Arch. exper. Path. u. Pharmakol. 115, 351 (1926).
— u. P. GÖMÖRI: Pharmakologische Untersuchungen über Lobelin (Lobelin Ingelheim). II. Mitteilung: Über den Wirkungsmechanismus des α-Lobelins am überlebenden Darm. Arch. exper. Path. u. Pharmakol. 121, 217 (1927).
ARRILLAGA, F. C., et L. DE SOLDATI: Determinación objetiva de la velocidad circulatoria por la lobelina. Semana med. (Buenos Aires) 46, 453 (1939).
AYMES, G.: Réactions post-sérothérapiques et lobéline injectable. Marseille méd. 82, 532 (1945).
BABASAKI, Y.: Vergleichende Studien über die pharmakologischen Wirkungen des Nicotins und des Lobelins. Nagasaki igakkai zasshi 10, 1441 (1932); ref. Ber. Physiol. 72, 377 (1933).
BACKMAN, L.: Über die Einwirkung einiger Pharmaka und Organextrakte auf autonom innervierte Organe. Erg. Physiol. 25, 664 (1926).
BAKUCZ, J.: Über Zisternenpunktion im Kindesalter. Klin. Wschr. 1927, 1379.
BARAILLIER, D.: Des effets physiologiques et de l'emploi thérapeutique de la «lobélia inflata». J. Pharmacie 45, 271 (1864).
BASTICK, W.: Lobeline, a Volatile Organic Base from Lobelia inflata. Pharmaceut. J. a. Transact. 10, 270 (1851).
BAYER, B.: Das Verhalten der Karotissinusreflexe bei essentieller Hypertonie. Med. Mschr. 6, 295 (1952).
BEHRENS, B.u.W., GRAUBNER: Vergleichende Experimente über die atemanregende Wirkung von Lobelin und Kohlensäure auf das morphinisierte Atemzentrum bei Kaninchen. Dtsch. med. Wschr. 1934, 1675.
— u. K. HIKIJI: Vergleichende Untersuchungen über die Fischgiftigkeit atmungserregender Stoffe. Arch. internat. Pharmacodynamie 46, 233 (1933).
— u. P. PULEWKA: Die Wirkung von Lobelin auf das Atemzentrum bei der Kohlenoxydvergiftung. Klin. Wschr. 1924, 1677.
BEKAERT, J., u. L. LEUSEN: Au sujet de l'influence respiratoire de l'injection sous-occipitale de lobéline. Schweiz. med. Wschr. 1950, 1236.
BELOUS, A. A., and M. A. GREBENKINA: (А. А. Белоус, М. А. Гребенкина): Условные рефлексы с каротидных хеморецепторов. (Bedingte Reflexe von den Carotis-Chemoreceptoren.) Fiziol. Ž. S. S. S. R. (Russ.), 39, 591, (1953); ref. in Excerpta Med. II, 7, 637 (1954).
BERLINER, K.: Use of Alpha Lobeline for Measurement of Velocity of Blood Flow. Arch. Int. Med. 65, 896 (1940).
— and A. LILIENFELD: The Effect of a Barbituric Acid Derivative on the Lobeline Circulation. Time. Amer. J. Med. Sci. 203, 349 (1942).
BERNATH, Z.: Lobeline in the Treatment of Allergic Disorders. Ann. Allergy 10, 183 (1952).
BERNTHAL, T.: Changes in Peripheral Blood Flow Accompanying Localized Exposure of Carotid Sinus Region to Low O_2 and High CO_2. Amer. J. Physiol. 109, 8 (1934).
BERTRAM, F.: Zur Pharmakologie des Lobelins. Arch. exper. Path. u. Pharmakol. 128, 179 (1928).
BILIMOVIČ, A.: Beitrag zur Bestimmung der Kreislaufzeit mit Lobelin. Z. Kreislaufforsch. 34, 51 (1942).
BJÖRKMAN, S. E.: Action de la lobéline sur l'innervation parasympathique de l'intestin. C. r. Soc. biol. (Paris) 94, 945 (1926 a).
— Rôle de la lobéline sur les contractions parasympathiques des muscles bronchiques. C. r. Soc. biol. (Paris) 94, 947 (1926 b).
BLIEDTNER, E.: Beitrag zur Kenntnis der Wirkung des Lobelin. Inaug.-Diss. Kiel 1891.
BOEHRINGER, C. H., Sohn: Eljárás lobelia-alkaloidák elöállitására. Ungarisches Patent Nr. 100741, 14. 6. 1929.
— Způsob připravy alkaloidů lobelie, Tschechisches Patent Nr. 38174, 22. 6. 1929.
— A process for preparing lobelia alkaloids. Britisches Patent Nr. 314532, 24. 6. 1929.
— Verfahren zur Darstellung von Lobelin. Schweizer Patent Nr. 144139, 15. 12. 1930.
— Processo per preparare alcaloidi di lobelia, i loro derivati e compositi analoghi. Italienisches Patent Nr. 285017, 29. 4. 1931.
BRDICZKA, G.: Opiumvergiftung und Lobelin. Dtsch. med. Wschr. 1926, 67.
BUDELMANN, G.: Der Muskeltonus und peripherer Kreislauf. Arch. Kreislaufforsch. 9, 188 (1941).
BÜLBRING, E.: Die Wirkung einiger neuerer Herzmittel am durchströmten Froschherz. Arch. exper. Path. u. Pharmakol. 152, 257 (1930).
DE BURGH DALY, M., u. A. SCHWEITZER: Effect of Sino-aortic Nerve Stimulation on the Bronchi. Acta physiol. scand. (Stockh.) 22, 66 (1951).
CAMELIN, A., A. MASBERNARD u. M. DELESTRAS: Détermination du temps de circulation avec la lobéline. Ann. méd. (Paris) 54, 228 (1953).

CAMP, W. J. R.: The pharmacology of alpha-lobeline. J. Pharmacol. a. Exper. Ther. 31, 215 (1927 a).

CAMP, W. J. R.: Alpha-Lobeline. A Pharmacological Study. J. Pharmacol. a. Exper. Ther. 31, 393 (1927 b).

CANNON, W. B., J. C. AUB and C. A. L. BINGER: A Note on the Effect of Nicotine Injection on Adrenal Secretion. J. Pharmacol. a. Exper. Ther. 3, 379 (1912).

CARON, M.: Recherches sur l'action pharmacodynamique des alcaloïdes totaux et des préparations galéniques du «Lobelia inflata» L. et de quelques espèces voisines, Bull. Sci. pharmacol. 38, 193 (1936).

DEL CASTILLO NICOLAU, J.: Contribución a la farmacologia de la lobelina. Iª Comunicación: Acciones de la lobelina sobre la medula espinal. Trab. Inst. nac. cienc. med. Madrid 12, 387 (1948).

DE CASTRO, F.: Sur la structure et l'innervation de la glande intercarotidienne (glomus caroticum) de l'homme et des mammifères. Trav. Labor. rech. biol. Univ. Madrid 24, 365 (1926).
— Sur la structure et l'innervation du sinus carotidien de l'homme et des mammifères. Trav. Labor. rech. biol. Univ. Madrid 25, 331 (1927).
— Sur la structure de la synapse dans les chimiorécepteurs: leur mécanisme d'excitation et rôle dans la circulation sanguine locale. Acta physiol. scand. (Stockh.) 22, 14 (1951).

CAULKIN, H. A.: Alkaloidal Assay of Lobelia and Its Preparations. Quart. J. Pharmacy (London) 12, 438 (1939).

CHAKRAVARTI, M.: A Quantitative Comparison of Different Analeptics. J. Pharmacol. a. Exper. Ther. 67, 153 (1939).

CICVÁREK, Z.: Určomanie rychlosti khrvneho prùdu u deti promocou lobelinu (Bestimmung der Kreislaufgeschwindigkeit bei Kindern mit Hilfe von Lobelin). Bratislavské lek. listy 30, 333 (1950).

CLAESON, B.: Action de l'alcaloïde de la Lobélie sur l'innervation autonome du coeur. C. r. Soc. biol. (Paris) 92, 640 (1925 a).
— Über den Herzeffekt des Lobelins. Skand. Arch. Physiol. (Berlin u. Leipzig) 48, 48 (1925 b).

CLEMENTI, A.: Contributo alla fisiologia dei centri bulbari respiratorii; Effetti della applicazione della lobelina sul pavimento del quarto ventricolo. Boll. Soc. ital. Biol. sper. 3, 32 (1928).
— L'azione emetica di due alcaloidi secondari della lobelia inflata, la lobelanina e la lobelanidina. Acta Soc. gioeniae Cat. Nat. Sci. 13, 1 (1935).
— Über die emetische Wirkung von zwei Nebenalkaloiden der Lobelia inflata, nämlich des Lobelanins und des Lobelanidins. Arch. exper. Path. u. Pharmakol. 181, 265 (1936).

COLHOUN, S.: J. Philadelphia Coll. Pharmacy 5, 300 (1834).

COMROE, J. H.: The Location and Function of the Chemoreceptors of the Aorta, Amer. J. Physiol. 127, 176 (1939).
— and C. F. SCHMIDT: The Part Played by Reflexes from the Carotid Body in the Chemical Regulation of Respiration in the Dog. Amer. J. Physiol. 121, 75 (1938).

CRIMI, G.: Unterscheidende Merkmale zwischen der Wirkung des Gesamtextraktes aus Lobelia inflata und des reinen Lobelins. Boll. Soc. ital. Biol. sper. 8, 122 (1933).

CURTIS, F. R., and S. WRIGHT: Observations on the Action of Lobeline. Lancet 1926 II, 1255.
— — The Action of Lobeline. Proc. Roy. Soc. Med. 20, 699 (1927).

CUTLER, M.: Amer. Acad. Sci. 1, 484 (1785).

DALE, H. H., and P. LAIDLAW: The Significance of the Suprarenal Capsules in the Action of Certain Alkaloids. J. of Physiol., 45, 1 (1912).

DAUTREBANDE, L.: Lobeline Aerosol Dilating Medicament, U. S. Patent Nr. 2 594 296, 29. 4. 1952; ref. Chem. Abstr. 46, 6797 (1952).
— E. PHILIPPOT et J. STALPORT: Aérosols médicamenteux. Pneumographie volumétrique de diverses substances pharmacodynamiques et toxiques. Presse méd. 1942, 769.
— et J. STALPORT: Aérosols médicamenteux. XI. Étude par pneumographie volumétrique de l'action respiratoire de quelques substances médicamenteuses. Arch. internat. Pharmacodynamie 76, 213 (1948).

DAVID, L.: Über die Bestimmung des Gesamtalkaloidgehalts von Herba Lobeliae inflatae und Tinctura Lobeliae. Pharm. Ztg. 74, 419 (1929).

DAWES, G. S., and J. H. COMROE jr.: Chemoreflexes from the Heart and Lungs. Physiol. Rev. 34, 167 (1954).
— J. C. MOTT and J. G. WIDDICOMBE: Carotid and Aortic Body Stimulants in the Dog. J. of Physiol. 117, 34 P (1952).

DECHARNEUX, G., et L. DAUTREBANDE: Le traitement médicamenteux du besoin d'oxygène. C. r. Soc. biol. (Paris) 112, 692 (1933).

Deutsches Arzneibuch: Lobelinum hydrochloridum — Lobelin hydrochlorid. Deutsches Arzneibuch, 6. Ausgabe, Neudruck in der Fassung der beiden Nachträge und unter Beifügung von 2 Mitteilungen des ehemaligen Reichsgesundheitsamts über kriegsbedingte Änderungen, S. 218. Berlin: Arbeitsgemeinschaft Medizinischer Verlage, 1947.

DIECKVOSS, A.: Zur Geschichte der arzneilichen Anwendung der Lobelia inflata. Inaug.-Diss.
    Kiel 1937.
DIMITROFF, S.: Traitement de la maladie du sérum par la lobéline. Arch. balkan. méd. chir.
    (Paris) 2, 368 (1940).
DIXON, W. E.: Lobelin, Handbuch der experimentellen Pharmakologie, herausgegeben von
    A. Heffter, Bd. II, 2. Hälfte, S. 197. Berlin: Julius Springer 1924.
— and J. G. BRODIE: Constribution to the Physiology of the Lungs. Part I. The Bronchial
    Muscles, their Innervation and the Action of Drugs Upon Them. J. of Physiol. 29, 97 (1903).
DOETSCH, H.: Die Bedeutung des Atemzentrums für das Atemanhaltevermögen als Herz-
    funktionsprüfung. Dtsch. med. Rdsch. 2, 377 (1948).
DONZELOT, E., et J.-B. MILOVANOVITCH: Action du chlorhydrate de lobéline sur le coeur de
    grenoville in situ. Ref. in Presse méd. (Paris), 1954, 1100.
DOUGLAS, W. W.: The Effect of Hexamethonium on Carotid Body Responses in the Cat.
    J. of Physiol 115, 70 P (1952).
— and C. C. TOH: The Effect of 5-hydroxytryptamine (Serotonin) on Respiration in the Dog.
    J. of Physiol. 117, 71 P (1952).
DRESER, H.: Pharmakologische Untersuchungen über das Lobelin der Lobelia inflata. Arch.
    exper. Path. u. Pharmakol. 26, 237 (1889).
DUKE, H. N., J. H. GREEN and E. NEIL: Carotid Chemoreceptor Impulse Activity During
    Inhalation of Carbon Monoxide. J. of Physiol. 117, 63 P (1952).
EASTMAN, N. J., and J. KREISELMAN: Treatment of Experimental Anoxia with Certain
    Respiratory and Cardiac Stimulants. Amer. J. Obstetr. 41, 260 (1941).
ECKENHOFF, J. E., and J. H. COMROE JUN.: Blocking Action of Tetraethylammonium on
    Lobelin-induced Thoracic Pain, Proc. Soc. Exper. Biol. a. Med. 76, 725 (1951).
ECKSTEIN, A., E. ROMINGER u. HERMANN WIELAND: Pharmakologische und klinische
    Beobachtungen über die Wirkung des kristallisierten Lobelins auf das Atemzentrum.
    Z. Kinderheilk. 28, 218 (1921).
EDMUNDS, C. W.: On the Action of Lobelin. Amer. J. Physiol. 11, 79 (1904).
EGGLESTON, C.: The Antagonism between Atropin and Certain Central Emetics. J. Pharma-
    col. a. Exper. Ther. 9, 11 (1917).
EICHHOLTZ, F.: Über den Einfluß von Nikotin und nikotinartig wirkenden Substanzen auf die
    Adrenalinsekretion. Arch. exper. Path. u. Pharmakol. 99, 172 (1923).
— u. R. TAUGNER: Der isolierte Zwerchfellstreifen mit natürlicher Innervation. Pflügers
    Arch. 254, 267 (1951).
ELLIS, C. H., W. V. MORGAN and E. J. DEBEER: Central Depressant Actions of Certain Myo-
    neural Blocking Agents. J. Pharmacol. a. Exper. Ther. 106, 353 (1952).
ELLIS, S., and H. RASMUSSEN: The Atropine-fast Nicotine Stimulation of the Rabbit's
    Intestine and of the Muscularis Mucosae of the Dog's Intestine. J. Pharmacol. a. Exper.
    Ther. 103, 259 (1951).
ENDERS, A., and L. SCHMIDT: Der Angriffspunkt der atmungsanregenden Wirkung des Papa-
    verins. Arch. internat. Pharmacodynamie 91, 157 (1952).
ESDORN, I.: Untersuchungen über den Alkaloidgehalt von Lobelia inflata L. in Abhängigkeit
    von äußeren und inneren Faktoren. Heil-Gewürzpfl. 19, 1 (1940).
VON EULER, C., and U. SÖDERBERG: Chemoreceptors in the Respiratory Centers. J. of Physiol.
    177, 30 P (1952 a).
— — Medullary Chemosensitive Receptors. J. of Physiol. 118, 545 (1952 b).
VON EULER, U. S., u. G. LILJESTRAND: Chemical Stimulation of the Carotid Sinus and the
    Regulation of Respiration. Skand. Arch. Physiol. (Berl. u. Lpz.) 74, 101 (1936).
— — Arterial Blood Pressure and Respiratory Reflexes from the Carotid Sinus Region.
    Skand. Arch. Physiol. (Berl. u. Lpz.) 77, 191 (1937).
— — Y. ZOTTERMAN: The Excitation Mechanism of Chemoreceptors of the Carotid Body.
    Skand. Arch. Physiol. (Berl. u. Lpz.) 83, 132 (1939 a).
— — — Action of Lobeline on the Carotid Sinus Region. Upsala Läkför. Förh. 45, 373
    (1939 b).
— — — Über den Reizmechanismus der Chemorezeptoren im Glomus caroticum. Acta
    physiol. scand. (Stockh.) 1, 383 (1941).
EVANS, D. H. L., and H. O. SCHILD: The Reactions of Plexus-free Circular Muscle of Cat
    Jejunum to Drugs. J. of Physiol. 119, 376 (1953).
Farmacopeia portuguesa: Cloridrato de lobelina — Lobelini chlorhydras — Cloreto de Lobe-
    lina, Farmacopeia portuguesa (quarta), S. 178. Edicao oficial, Imprensa nacional de
    Lisboa 1946.
— — Lobélia- Lobelia- Tabaco indiano (Lobelia inflata, Lobeliácea anual, da América do
    Norte) Farmacopeia portuguesa (quarta) S. 349. Edição oficial, Imprensa nacional de
    Lisboa 1946.
FARR, E. H., and R. WRIGHT: Chemist and Druggist 42, 454 (1903).

Feldberg, W., and A. Vartiainen: Further Observations on the Physiology and Pharmacology of a Sympathetic Ganglion. J. of Physiol. 83, 103 (1935).

Foster, R. H. K., L. J. Moench and H. C. Clark: Pharmacology of Lobelan and Related Compounds. J. Pharmacol. a. Exper Ther. 87, 73 (1946).

Franck, G.: Curieux effets thérapeutiques de la «Lobéline Sandoz» au cours de l'urticaire. Schweiz. med. Wschr. 1943, 1120.

Franken, H.: Darstellung der Wirkung des Lobelins und der Kohlensäure auf die Atmung des Menschen in der Narkose. Klin. Wschr. 1929, 439.

Frommel, E., L. T. Beck, F. Vallette et M. Favre: Études dans le domaine de la fièvre. 3e communication: L'effet des corps à résultante d'action diencéphalique et encéphalique sur la température dinitrée. Helvet. physiol. Acta 5, 382 (1947).

Gayet, R., et D. Quivy: Sensibilité réflexogène des bifurcations carotidiennes aux excitations pharmacologiques. C. r. Soc. biol. (Paris) 125, 115 (1934).

Gehlen, W.: Vergleichende Untersuchungen über atmungserregende Pharmaka am morphinvergifteten Kaninchen. Arch. exper. Path. u. Pharmakol. 128, 143 (1928).

Gernandt, B. E.: A Study of the Respiratory Reflexes Elicited from the Aortic and Carotid Bodies. Acta physiol. scand (Stockh.) 11, Suppl. 35 (1946).

Gesell, R., and E. T. Hansen: Anticholinesterase Activity of Acid as Biological Instrument of Nervous Integration. Amer. J. Physiol. 144, 126 (1945).

— and A. B. Hertzmann: The Regulation of Respiration. IV. Tissue Acidity, Blood Acidity and Pulmonary Ventilation. A Study of the Effects of Semipermeability of Membranes and the Buffering Action of Tissues with the Continuous Method of Recording Changes in Acidity. Amer. J. Physiol. 78, 610 (1929).

Ginzel, K. H., H. Klupp u. G. Werner: Zur Pharmakologie von α, ω-Bis-quarternären Ammoniumverbindungen. IV. Mitteilung: Die Wirkung des Bis-Cholinesters der Sebacinsäure auf Atmung und Blutdruck, Arch. internat. Pharmacodynamie 89, 160 (1952).

Glaser, W.: Versuche am Atemzentrum. Inaug.-Diss., Kiel 1933.

Gley, E.: Du rôle des glandes surrénales dans l'action des substances vaso-constrictives. Les substances vaso-constrictives indirectes. C. r. Acad. Sci. 158, 2008 (1914).

Gollwitzer-Meier, K.: Über die Erregung der Sinusnerven durch physiologische und pharmakologische Reize. Pflügers Arch. 234, 342 (1934).

— u. H. Schulte: Sinusnerven und chemische Atmungsregulation. Pflügers Arch. 229, 251 (1932).

— u. E. Witzleb: Zur Wirkung bisquaternärer Ammoniumsalze auf das Glomus caroticum der Katze. Pflügers Arch. 256, 381 (1953).

Gorelik, A. M. (А. М. Горелик): Неэффективност лобелина и цититона при подкожном и внутримышнечом спосабаж введения. (Die Unwirksamkeit von Lobelin und Cytisin bei subkutaner und intramuskulärer Injektion). Farmakol. i. Toksikol. (russ.), 16, 22 (1953).

Grandpierre, R., et C. Franck: Action de la vagotonine sur les effets respiratoires provoqués par la caféine et la lobéline. C. r. Soc. biol. (Paris) 130, 718 (1939).

Gremels, H.: Über die Einwirkung einiger zentral-erregender Mittel auf Atmung und Kreislauf. Arch. exper. Path. u. Pharmakol. 162, 29 (1931).

— Zur Physiologie und Pharmakologie des Vaguszentrums. Arch. exper. Path. u. Pharmakol. 188, 1 (1937).

Gross, H.: Kapillaroskopische Untersuchungen im Kindesalter und deren klinische Bedeutung. Wien. klin. Wschr. 1951, 344.

Grosse-Brockhoff, F., u. S. Schoedel: Tierexperimentelle Untersuchungen zur Frage der Therapie bei Unterkühlung. Arch. exper. Path. u. Pharmakol. 201, 457 (1943).

— — Zur Wirkung der Analeptika auf unterkühlte Tiere. Arch. exper. Path. u. Pharmakol. 202, 443 (1943).

Grüneberg, F., u. A. Viethen: Die Wirkung von Kohlensäuregasgemischen auf die Atmung des gesunden und kranken Kindes. Jb. Kinderheilk. 128, 65 (1930).

Guns, P.: La lobéline après morphine ou héroïne et dans la narcose. Arch. internat. Pharmacodynamie 32, 173 (1926).

Gycha, F. P., u. H. Leuner: Über die Wirkungsweise zentraler und peripherer Kreislaufmittel nach Verabreichung des Muskelrelaxans „My 301". Med. Mschr. 6, 312 (1952).

Hano, J.: Untersuchungen der pharmakologischen Eigenschaften des synthetischen Lobelinderivates. Med. doświadcz. spol. (poln.) 13, 395 (1931).

Hara, S.: Pharmacological Observations on the Action of Alpha-lobelin on the Respiratory Center. Japan Med. World 7, 345 (1927).

Hazama, F.: Über den Gebrauch des Lobelins intra Wirbelkanal. Japan J. Obstetr. 10, 38 (1927 a).

— Über die Verwendung des Lobelins Ingelheim zur intraspinalen Injektion. Münch. med. Wschr. 1927b, 1418.

HAZARD, R.: Actions inhibitrices de la novocaïne dans le domaine du système nerveux autonome. Presse mèd. 1945, 148.
— et E. CORTEGGIANI: Le chlorhydrate de para-amino-benzoyl-diéthyl-aminoéthanol (novocaïne) antagoniste de la lobéline. C. r. Soc. biol. (Paris) 138, 112 (1944).
— — La butelline antagoniste de la lobéline et de l'hordénine. C. r. Soc. biol. (Paris) 139, 630 (1945).
— — u. A. RENIER-CORNEC: Différences d'activité de quelques anesthésiques locaux dans leur effet dépresseur sur le sinus carotidien. Arch. internat. Pharmacodynamie 95, 184 (1953).
— u. E. SAVINI: Action antinicotinique de l'ion magnésium. Arch. internat. Pharmacodynamie 88, 393 (1952).
— — Antagonisme des substances nicotiniques entre elles. Rapport entre leur toxicité et leur pouvoir ganglioplégique. Arch. internat. Pharmacodynamie 92, 471 (1953a).
— — Antagonisme des substances nicotiniques entre elles. Rapport entre leur action vasomotrice et leur pouvoir ganglioplégique. Arch. internat. Pharmacodynamie 94, 353 (1953b).
HELAERS, E.: Action de la lobéline sur la respiration du lapin dans l'intoxication par la morphine. C. r. Soc. biol. (Paris) 97, 914 (1927).
— Contribution à l'étude de divers analeptiques respiratoires chez le lapin normal ou intoxiqué par la morphine ou le somnifène. Arch. internat. Pharmacodynamie 35, 221 (1929).
HELLENDALL, H.: Nachtrag zu meinem Aufsatz im Zbl. Gynäk. 1926, Nr. 10, „Über die Gefahr der Anwendung des Lobelins beim Neugeborenen". Zbl. Gynäk. 1925, 1833.
HEUBNER, W., u. J. PAPIERKOWSKI: Über die Giftigkeit des Nikotins für Mäuse. Arch. exper. Path. u. Pharmakol. 188, 605 (1938).
HEYMANS, C., J. J. BOUCKAERT et L. DAUTREBANDE: Sinus carotidien et réflexes respiratoires. III. Sensibilité des sinus carotidiens aux substances chimiques. Action stimulante respiratoire réflexe du sulfure de sodium, du cyanure de potassium, de la nicotine et de la lobéline. Arch. internat. Pharmacodynamie 40, 54 (1931a).
— — — Au sujet du mécanisme de la bradycardie provoquée par la nicotine, la lobéline, le cyanure, le sulfure de sodium, les nitrites et la morphine, et de la bradycardie asphyxique. C. r. Soc. biol. (Paris) 106, 1276, 1279 (1931b).
— — — Au sujet du mécanisme de la bradycardie provoquée par la nicotine, la lobéline, le cyanure, le sulfure de sodium, les nitrites et la morphine, et de la bradycardie asphyxique. Arch. internat. Pharmacodynamie 41, 268 (1931c).
— — U. S. VON EULER, et L. DAUTREBANDE: Sinus carotidiens et réflexes vasomoteurs. Au sujet de la sensibilité réflexogène vasomotrice des vaisseaux artériels aux excitants chimiques. Arch. internat. Pharmacodynamie 43, 86 (1932).
— — et H. HANDOVSKY: Sensibilité des sinus carotidiens aux excitants chimiques et modifications réflexes du débit sanguin dans l'artère fémorale. C. r. Soc. biol. (Paris) 119, 542 (1935).
— A. L. DELAUNOIS, L. MARTINI and P. JANSSEN: The Effect of Certain Autonomic Drugs on the Chemoreceptors of the Carotid Body and the Baroreceptors of the Carotid Sinus. Arch. internat. Pharmacodynamie 96, 209 (1953).
HEYMANS, J. F., et C. HEYMANS: Recherches physiologiques et pharmacodynamiques sur la tête isolée du chien. II. Sur l'influence respiratoire et pneumogastrique de l'adrénaline, de l'atropine, de la pituitrine, de la nicotine et des digitaliques. Arch. internat. Pharmacodynamie 32, 9 (1926).
— — Sur les modifications directes et sur la régulation réflexe de l'activité du centre respiratoire de la tête isolée du chien. Arch. internat. Pharmacodynamie 33, 273 (1927).
HILLIS, B. R., and J. C. C. KELLY: Effect of Hexamethonium Iodide on Lobeline-stimulated Coughing. Glasgow Med. J. 32, 72 (1951).
HOCHREIN, M., u. R. MEIER: Über die Kreislaufwirkung des Lobelins. Arch. exper. Path. u. Pharmakol. 146, 288 (1929).
VAN DER HOEVEN LEONHARD, J.: Über die Wirkung des Lobelinum sulphuricum auf das Froschherz. Onderzoekingen physiol. Labor. Utrecht 8, 342 (1907).
HOLLINSHEAD, W. W.: A Cytological Study of the Carotid Body of the Cat. Amer. J. Anat. 73, 185 (1943).
— and C. H. SAWYER: Mechanisms of Carotid Body Stimulation. Amer. J. Physiol. 144, 79 (1945).
HOUSSAY, B. A., et E. HUG: Action directe et réflexe de la nicotine et de la lobéline sur les centres respiratoires et vagaux (cardio-modérateur, intestinal et gastrique). C. r. Soc. biol. (Paris) 99, 1508 (1928).
— y E. A. MOLINELLI: Acción de la nicotina, cytisina, lobelina, coniina, piperidina y amonios cuaternarios sobre la secreción de adrenalina. Soc. argent. Biol. 1925a, Heft 1/5.
— — Action de la nicotine, de la cytisine, de la lobéline, de la coniine, de la pipéridine et de diverses bases d'ammonium sur la sécrétion de l'adrénaline. C. r. Soc. biol. (Paris) 93, 1124 (1925b).

HOUSSAY, B. A., y E. A. MOLINELLI: Effect of Nicotin, Cytisin, Lobelin, Coniin, Piperidin and Quaternary Ammonias on Adrenal Secretion. Amer. J. Physiol. 76, 551 (1926).

HUANG, Y. L.: Über den Einfluß des i.v. injizierten Lobelins, Hexetons und Coramins auf die Atemwirkungen der in den Subarachnoidealraum eingespritzten Lokalanaesthetika. Fol. jap. pharmacol. 17, 12 (1934a); ref. Ber. Physiol. 78, 170 (1934).

— Über den Einfluß der subarachnoidealen Injektion des Lobelins, Hexetons und Coramins auf die Atemwirkungen der in den Subarachnoidealraum eingespritzten Lokalanaesthetika. Fol. jap. pharmacol. 18, 69 (1934b); ref. Ber. Pysiol. 83, 469 (1935).

HUSSEY, H. H., D. P. CYR and S. KATZ: The Comparative Value of Calcium Gluconate, Magnesium Sulfate, and Alpha Lobeline hydrochloride as Agents for Measurement of the Arm to Tongue Circulation Time in 50 Patients With and 50 Patients Without Heart Failure. Ann. Int. Med. 17, 849 (1942).

IBAÑEZ, J.: Persönliche Mitteilung an Z. BERNATH (1952).

INABA, E.: Action of Lobelin Upon the Epinephrine Output Rate and the Blood Sugar Content of Dogs. Tokohu J. Exper. Med. 27, 348 (1935).

ITO, R.: Über das Alkaloid von Lobelia sessilifolia L. II. Mitteilung: Über die pharmakologische Wirkung des S-Lobelins. Abstracts 3rd Ann. Meeting of Jap. Pharmacol. Soc., S. 28, 1929.

IWASAKI, R.: Untersuchung über den Einfluß von Atropin, Lobelin, Hexeton und Adrenalin auf die akute Morphinvergiftung. Fol. jap. pharmacol. 3, 379 (1926); ref. Ber. Physiol. 39, 749 (1927).

JACOBI, C., u. H. WALBAUM: Pharmakologische Untersuchungen über eine unerwartete Nebenwirkung des Lobelinpräparates Ingelheim. Zbl. Gynäk. 49, 1796 (1925).

DE JALON, G., and J. M. BAYO: Modification of the Pharmacological Effects of Lobeline and Nicotine by the Thiazole Nucleus (in Penicillin and Vitamin B₁). Farmacoterap. Acta 3, 748 (1946); ref. Chem. Abstr. 1947, 2172.

JANOSSY, J.: Über die Wirkung des intrazisternös verabreichten Lobelins. Med. Klin. 1925, 1009.

— Beiträge zur Kenntnis des Schicksals der in den Liquor gebrachten Substanzen. Arch. Psychiatr. 81, 231, 1927.

— Légzöcentrum bénulàsa esetén intracisternàsan vagy intralumbalisan adjuk-e az izgató gyógyszereket. Orv. Hetil. (ungarisch) 2, 43 (1929).

JELLINEK, S.: Wiederbelebungsstudien an mit Leuchtgas vergifteten Affen. Med. Klin. 1927, 57.

JOËL, E.: Experimenteller Beitrag zur Behandlung der akuten Morphinvergiftung. Arch. exper. Path. u. Pharmakol. 132, 63 (1928).

JOYEUX, R.: Chimie et pharmacodynamie de la lobéline et des alcaloïdes du lobélia, Nancy: Georges Thomas 1938.

KADENAS, N.: Die Kreislaufzeitbestimmung mit Lobelin und ihre klinische Bedeutung. Wien. klin. Wschr. 53, 661 (1940).

KAHLSON, G., u. M. PEIL: Jämförelse mellan verkan av lobelin och pentametylentetrazol pa narkotiserat andningscentrum (Vergleichende Untersuchungen über die Wirkung von Lobelin und Pentamethylentetrazol auf das narkotisierte Atemzentrum). Nord. med. Tidsskr. 1937, 1782.

KASAHARA, M., u. R. NIIZU: Tierexperimentelle Untersuchungen der intraspinalen Injektion von Lobelin Ingelheim. Z. exper. Med. 80, 206 (1931).

KERN, O.: Die Beeinflussung der Erregbarkeit der Atmung durch Kohlendioxyd, Sauerstoffmangel und Lobelin. Inaug.-Diss., Gießen 1953.

— u. H. WICK: Die Beeinflussung der Atmung durch Kohlendioxyd, Sauerstoffmangel und Lobelin. Veröffentlichung beabsichtigt 1954.

KIBJAKOW, A. W.: Humorale Übertragung der Erregung von einem Neuron auf das andere. Pflügers Arch. 232, 432 (1933).

KIESE, M.: Pharmakologische Untersuchungen an der glatten Muskulatur der Lunge. Arch. exper. Path. u. Pharmakol. 178, 342 (1935).

KING, M. J., H. R. HOSMER and M. DRESBACH: Physiological Reactions Induced by Alpha-Lobelin. I. Intravenous Injections During Anesthesia and Certain Other Forms of Depression. J. Pharmacol. a. Exper. Ther. 32, 241 (1928).

KOEPPEN, S.: Untersuchungen über die Wirksamkeit von Wiederbelebungsmaßnahmen bei experimenteller Erstickung. Klin. Wschr. 1935, 1131.

KONDO, K., u. S. KIM: Über den Einfluß einiger Mittel auf die Atmungs- und Zirkulationsstörung, herbeigeführt durch große Dosen von Arsenobenzolpräparaten. Fol. jap. pharmacol. 28, 78 (1940); ref. Ber. Physiol. 120, 174 (1940).

KÖNIG, F.: Die Erregung des Atemzentrums bei Kohlenoxydgas-Vergiftung durch Lobelin Ingelheim. Inaug.-Diss., Breslau 1926.

KONZETT, H.: Zur Pharmakologie von Lobelin. Arch. internat. Pharmacodynamie 85, 446 (1951).

KONZETT, H., u. R. RÖSSLER: Versuchsanordnung zu Untersuchungen an der Bronchialmuskulatur. Arch. exper. Path. u. Pharmakol. **195**, 71 (1940).

KOSCHARA, W.: Über die Isolierung des Nor-Lobelanidins und des Lobinins. Inaug.-Diss. München 1928.

KRAWKOW, W., G. L. SCHKAWERA u. A. I. KUSNETZOW: —, Russk. vrač, 1923; zit. nach S. W. ANITSCHKOW 1926a.

KUBOTA, S., and S. NAKASHIMA: On Alkaloids Contained in the Stems and Leaves of Lobelia sessilifolia L. Abstracts 3rd Ann. Meeting of Jap. Pharmacol. Soc. S. 58, 1929.

— — and R. ITO: The Isolation of Lobelin from the Roots of Lobelia sessilifolia L. Abstracts 3rd Ann. Meeting of Jap. Pharmacol. Soc. S. 57, 1929a.

— — — Study of Alcaloids Contained in Lobelia sessilifolia L. I. The Isolation of a Lobelin-like Substance from the Roots of Lobelia sessilifolia L. Fol. jap. pharmacol. **9**, Heft 1 (1929b); ref. Ber. Physiol. **52**, 351 (1930).

KUSNETZOW, A. I.: Vergleichende Wirkung der Gangliengifte auf die Funktion der isolierten Nebenniere. Arch. exper. Path. u. Pharmakol. **135**, 333 (1928).

LANDGREN, S., G. LILJESTRAND and Y. ZOTTERMAN: The Effect of Certain Autonomic Drugs on the Action Potentials of the Sinus Nerve. Acta physiol. scand. (Stockh.) **26**, 264 (1952).

— — — Impulse Activity in the Carotid Sinus Nerve Following Intracarotid Injection of Sodium Iodo-Acetate, Histamine Hydrochloride, Lergitin and Some Purine and Barbituric Acid Derivatives. Acta physiol. scand. (Stockh.) **30**, 149, 1954.

LANG, O.: Über eine Nebenwirkung von Lobelin Ingelheim. Zbl. Gynäk. **49**, 1853 (1925).

LANGE, K., and L. J. BOYD: Objective Methods to Determine the Speed of Blood Flow and their Results (Fluorescin and Acetylene). Amer. J. Med. Sci. **206**, 438 (1943).

LANGLEY, J. N.: On the Stimulation and Paralysis of Nerve-cells and of Nerve-endings. Part.I. J. of Physiol. **27**, 224 (1901).

— and W. L. DICKINSON: On the Local Paralysis of Peripheral Ganglia, and on the Connexion of Different Classes of Nerve Fibres with Them. Proc. Roy. Soc. (Lond.) **46**, 423 (1889).

— W. LEE and A. DICKINSON: Pituitary and Nicotin. J. of Physiol. **11**, 268 (1890).

LAURENCE, D. R., and R. S. STACEY: The Effect of Methonium Compounds on Nicotine Convulsions. Brit. J. Pharmacol. **7**, 80 (1952).

LAZARESCU, A. D.: Contributiuni experimentale la studiül lobelinei. Inaug.-Diss., Bukarest, Tipografiile române unite (Rumänisch) 1929.

LEE, J., and W. FREUDENBERG: Piperidine Derivatives. I. Lobelan and Related Compounds. J. Organ. Chem. **9**, 537 (1944).

LECOMTE, J.: Antihistaminiques et chimiosensibilité du glomus carotidien. C. r. Soc. Biol. (Paris) **146**, 1416, 1952.

LEIBBRAND, W.: Lobelin Ingelheim in der psychiatrischen Praxis. Dtsch. med. Wschr. **1926**, 66.

LENDLE, L., u. R. RICHTER: Pharmakologische Analyse der Brechwirksamkeit und asthmalösenden Wirkung der Lobelia-Tinktur. Klin. Wschr. **1950**, 665.

— u. H. RUPPERT: Über Isolobinin, ein Hauptalkaloid der Lobeliadroge. Arch. exper. Path. u. Pharmakol. **199**, 478 (1942).

LEWIS, W. H.: Lobelia inflata: its Proximate Principles. Pharm. J. Transact. **8**, 561 (1877).

LESTRA, H.: Notes sur les alcaloïdes cristallisés de la lobélie enflée. Bull. Sci. pharmacol. **33**, 16 (1926).

LILIENFELD, A., and K. BERLINER: Duplicate Measurements of Circulation Time Made with the Alpha Lobeline Method. Arch. Int. Med. **69**, 739 (1942).

LILJESTRAND, G.: The Action of Certain Drugs on Respiration. Brit. Med. J. **1951** II, 623

— Acetylcholine and Respiration. Acta physiol. scand. (Stockh.) **24**, 225 (1951b).

LIM, K. T., and F. F. SNYDER: The Effect of Respiratory Stimulants in the Newborn Infant. Amer. J. Obstetr. **50**, 146 (1945).

LIU, S. K., u. R. KRÜGER: Über die Regulation der Wasserstoffionenkonzentration im Blute. I. Mitteilung: Die nervöse Regulierung der Wasserstoffionenkonzentration im Blute. Z. exper. Med. **56**, 648 (1927).

LLOYD, J. U., and C. G. LLOYD: Drugs Med. N. Amer. **2**, 65 (1886a).

— — Historical Researches on Lobelia inflata. Pharm. J. Transact. **17**, 66 (1886/87b).

— — Pharm. J. Transact. **17**, 1037 (1886/87c).

— — Pharm. J. Trancact. **18**, 135 (1887).

LOEVENHARDT, A. S., J. K. MALONE and H. G. MARTIN: Studies on Stimulation of Respiration: The Action of Respiratory Stimulants Upon the Respiration When Depressed by Increased Intracranial Pressure, With Special Reference to Sodium Cyanide. J. Pharmacol. a. Exper. Ther. **19**, 13 (1922).

W. LOLOW, (В. Лолов): Изследвания въху циркулационного времеу здаравли сардечно волия човек. (Beitrag zur Bestimmung der Kreislaufzeit beim gesunden und herzkranken Menschen). (bulg.) Sofia: Narodno Isdatjelstwo (Volksverlag) 1946.

Loos, J. W.: Nederl. Tijdschr. Geneesk. **1949**, 3273.

Lumsden, T.: Oberservations on the Respiratory Centers in the Cat. J. of Physiol. **57**, 153 (1923).

Maffei, G., e G. Vidoni: Indagini farmacologiche sulla motilità glottica. Arch. ital. Laring. **61**, Fasc. 4 (1953).

Magalhaes, B. F., y Q. de Mesquita: Determinação da velocidade circolatoria pelo método de Teplow-Schor. Brasil. Med. **56**, 201 (1942).

Mannini, R.: La efficacia degli analettici respiratori e cardiovascolari negli accidenti da narcosi, ipnosi ed anestesie generali. Giorn. ital. Anest. **2**, 48 (1936).

Manske, R. H. F.: Lobinaline, an alkaloid from Lobelia cardinalis L. Canad. J. Res. **16B**, 445 (1938); zit. nach G. Woker 1954.

Markwell, W. A. N.: The Assay of Lobelia, Pharm. J. **136**, 617 (1936).

Marro, F.: Influenza dell'alta montagna sulla respirazione degli animali ed effetto della lobelina. Boll. Soc. ital. Biol. sper. **27**, 1420 (1951).

Marshall, W. R.: Alpha Lobelin as a Respiratory Stimulant. Arch. Int. Med. **42**, 180 (1928).

Martinetti, E.: Esplorazione dei chimiorecettori seno-carotidei nell'uomo: Riposta del respiro alla lobelina. Boll. Soc. ital. Biol. sper. **15**, 926 (1940).

Masbernard, A., u. A. Camelin: Die Bestimmung der Kreislaufzeit mit Lobelin. Klin. Wschr. **1953**, 455.

Mascré, M.: Sur le dosage des alcaloïdes de la lobélie. Bull. Sci. pharmacol. **32**, 209 (1930).
— et M. Caron: Essai chimique et physiologique de quelques «Lobelia». Bull. Sci. pharmacol. **40**, 519 (1933).
— et P. Crété: Localisation des alcaloïdes et des tannins chez les Lobéliae. Bull. Sci. pharmacol. **39**, 603 (1932).

Meier, R., F. Gross u. J. Tripod: Ritalin, eine neuartige, synthetische Verbindung mit spezifischer zentralerregender Wirkungskomponente. Klin. Wschr., **1954**, 445.

Mennet, J.: Nochmals zur Frage der Gefährlichkeit des Lobelins für Neugeborene. Zbl. Gynäk. **1926**, 1522.

Mercier, F., et J. Delphaut: Sur l'action expérimentale de la strychnine, de la caféine, de la nicotine, de la lobéline administrées par voie sous-occipitale. C. r. Soc. biol. (Paris) **121**, 1509 (1936).
— C. Rizzo et J. Delphaut: Sinus carotidiens et action stimulante respiratoire de quelques drogues nicotiniques. C. r. Soc. biol. (Paris) **115**, 546 (1953).

Meyer, R.: Contribution à l'etude pharmacodynamique de la lobéline chez l'enfant. Ses effets sur la tachycardie de la poliomyelité antérieure aiguë et de l'acrodynie infantile. C. r. Soc. biol. (Paris) **114**, 1323 (1933).

Miličev, V., (В. Миличев): Терапија плучнов едема лобелином. (Serbisch) (Bekämpfung des Lungenödems durch Lobelin). Med. pregl. 8, 7 (1933).

Mingazzini, U.: L'azione della stricnina, della nicotina, della lobelina applicate direttamente sull' ,,intumescentia posterior". Fisiol. e Med. **1**, 1573 (1930).

Moe, G. K., L. R. Capo and B. Peralta: Action of Tetraethylammonium on Chemoreceptor and Stretch Receptor Mechanisms. Amer. J. Physiol. **153**, 601 (1948).

Molinelli, E. A.: La secreción de adrenalina. Buenos Aires 1926.

Mosco, D.: La risposta respiratoria alla lobelina quale mezzo per indagare la velocità del circolo, Ricerche sperimentali. Arch. farmacol. sper. **68**, 190 (1939).
— La velocità di circolo in riposo e subito dopo un esercizio fisico in una centuria d'individui sani, Metodo alla lobelina. Endocrin. pat. costituz. **15**, 3 (1940).
— Il tempo di circolo in un gruppo di cardiopazienti (metodo alla lobelina). Boll. Soc. med. chir. (Modena) **20**, Heft 2 (1941).

Moser, A. B. E.: Kurze therapeutische Mitteilung. Schweiz. med. Wschr. **1932**, 882.

Motel, B.: Versuche mit Lobelin Ingelheim als Atmungsexzitans beim Hunde. Arch. Tierheilk. **51**, 671 (1924).

Nahavandy, A.: Vitesse de circulation: intérêt clinique. Dissertation, Paris 1950.

Nicholson, H. C., and S. Sobin: Respiratory Effects from the Application of Cocaine, Nicotine, and Lobeline to the Floor of the Fourth Ventricle. Amer. J. Physiol. **123**, 766 (1938).

Nims, R. G., J. W. Severinghaus and J. H. Comroe jun.: Reflex Hyperpnea Induced by Papaverine Acting Upon the Carotid and Aortic Bodies. J. Pharmacol. a. Exper. Ther. **109**, 58 (1953).

Nikolaeff, M. P.: Über den Einfluß einiger pathogener Bakterien und ihrer Toxine auf die Funktion der isolierten Nebenniere. Z. exper. Med. **49**, 27 (1926).

Nisisita, M.: Studien über das atemanregende Mittel Lobelin. I. Mitteilung: Beurteilung verschiedener Lobelinpräparate und Vergleich mit Lobelanin und den Gesamtalkaloiden der Lobelia inflata. Okayama-Igakkai-Zasshi (jap.) **39**, 454 (1927).

Nonidez, J. F.: Amer. J. Anat. **57**, 259 (1935).

Nördlinger, F.: Lobelin bei anaphylaktischem Glottisödem. Ther. Gegenw. **1927**, 93.

Norris, V. H., and S. Weiss: The Pharmacological and Therapeutic Properties of Alpha-Lobeline. Comparison of its Action on the Respiratory Center with That of Other Respiratory Stimulants. J. Pharmacol. a. Exper. Ther. **31**, 43 (1927).

Nyman, P., u. F. Reimers: Polarografisk bestemmelse af lobelin (Polarographische Bestimmung von Lobelin). Dansk Tskr. Farmaci **15**, 292 (1941).

Ott, A.: Philadelphia Med. Times **6**, 121 (1875).

Page, I. H., and J. W. McCubbin: Renal Vascular and Systemic Arterial Pressure Responses to Nervous and Chemical Stimulation of the Kidney. Amer. J. Physiol. **173**, 411 (1953).

Pannier, R., et J. de Backer: Contribution à la pharmacologie de l'isolobinine. C. r. Soc. biol. (Paris) **138**, 901 (1944).

Paschkis, H., u. A. Smita: Pharmazeut. Post. **23**, 371 (1890).

Paton, W. D. M., and E. J. Zaimis: The Methonium Compounds. Pharmacol. Rev. **4**, 219 (1952).

Peters, G.: A Comparison Between Antinicotinic and Antiperistaltic Effects of Ganglion Blocking and Atropine-like Drugs on the Isolated Intestine. Zur Veröffentlichung eingereicht 1953 a.

— Die Wirkung von Lobelin am isolierten Meerschweinchen- und Kaninchendarm. Unveröffentlichte Versuche 1953 b.

— u. H. Wick: Die Beeinflussung der pharmakologischen Atmungsanregung durch Ganglienblocker. Veröffentlichung beabsichtigt 1953.

Peyer, W., u. F. Gstirner: Die Bestimmung der Lobelia-Alkaloide. Arch. Pharmazie **270**, 44 (1932).

Pharmacopée française: Lobélie enflée; Lobelia inflata L., Lobéliacées, Pharmacopée française, S. 455. VIIᵉ édition 1949.

— — Lobéline (chlorhydrate de); Lobelini hydrochloridum, Pharmacopée française, S. 456. VIIe édition 1949.

Pharmacopoea danica: Lobelini hydrochloridum; Lobelinhydroklorid; Lobeliniumklorid, Pharmacopoea danica 1948, Editio IX, Band II, S. 462. Kobenhavn: Nyt nordisk forlag Arnold Busck 1948.

Pharmacopoea Helvetica: Lobelinum hydrochloricum; Syn.: Lobelini hydrochloridum, Lobelinhydrochlorid, Chlorhydrate de lobéline, cloridrato di lobelina, Pharmacopoea Helvetica, Editio quinta, deutsche Ausgabe, S. 560. Bern: Stämpfli & Cie 1941.

Pharmacopoea internationalis: Lobelini hydrochloridum, Pharmacopoea internationalis, Editio prima, Volumen 1; Organisation mondiale de la santé, Palais des Nations, S. 137. Génève 1951.

Piccione, F. V., and L. J. Boyd: The Determination of Blood Velocity by Lobeline. J. Labor. a. Clin. Med. **26**, 766 (1941).

Pietig, J.: Über den Einfluß von Chloralhydrat und Lobelin auf die Dehydrierungsvorgänge im überlebenden Gewebe. Inaug.-Diss. Münster 1935.

Plasvič, C.: Détermination de la vitesse circulatoire par la lobéline. Acta cardiol. (Bruxelles) **6**, 999 (1951).

Procter, W.: On Lobelia inflata. Amer. J. Pharmacy **9**, 98 (1838).

— On Lobelina, the Active Principle of Lobelia inflata, and on Some Proximate Principles of the Seed of the Plant. Amer. J. Pharmacy **13**, 1 (1842).

— On Lobelina, the Active Principle of Lobelia inflata, and on Some Proximate Principles of the Seed of the Plant. Pharm. J. a. Transact. **9**, 456 (1850).

Rager, R.: Intérêt clinique des mesures simultanées de la vitesse circulatoire et de la pression veineuse avant et après effort. Dissertation Paris 1952.

Randles, F. S.: The Effect of Alpha-Lobelin on the Blood Sugar Level of Adrenalectomized Albino Rats. J. Pharmacol. a. Exper. Ther. **42**, 272 (1931).

Raymond-Hamet: Sur l'inversion, par la yohimbine, de l'hypertension provoquée par la nicotine, la cytisine et la lobéline. C. r. Soc. biol. (Paris) **93**, 1274 (1925).

— Influence de la cocaïnisation sur les effects hypertenseurs de la lobéline. C. r. Soc. biol. (Paris) **134**, 427 (1940).

— Démonstration d'une action vasoconstrictive périphérique de la lobéline cristallisée ne résultant pas d'une hypersécrétion de l'adrénaline surrénalienne. C. r. Soc. biol. (Paris) **136**, 55 (1942).

Reid, G., and M. Rand: Physiological Actions of the Partially Purified Serum Vasoconstrictor (Serotonin). Australian J. Exper. Biol. a. Med. Sci. **29**, 401 (1951); zit. nach W. W. Douglas und C. C. Toh 1952.

Reimers, F.: Die Haltbarkeit von Lobelinhydrochloridlösungen. Sci. pharm. **8**, 119 (1937).

— u. P. Nyman: Om polarografen och dess användning. Polarografisk bestämning av lobelin (Über den Polarographen und seine Anwendung, Polarographische Bestimmung von Lobelin). Sv. farmaceut. Tidskr. **47**, 429 (1943).

REINARTZ, F.: Nachweis und Bestimmung des Lobelins auf pharmakologischem Wege. Arch. exper. Path. u. Pharmakol. **163**, 279 (1931).

REINSCH, H.: Pharm. Zbl. **2**, 483 (1843).

RICHTER, R.: Untersuchungen über die spasmolytische Wirkung von Restalkaloiden aus der Lobelia inflata. Versuch einer Analyse der asthmalösenden Wirkung der Tinctura Lobeliae. Arch. exper. Path. u. Pharmakol. **190**, 280 (1938).

— Über die Brechwirkung des Lobelanins, Lobelanidins und eines weiteren Nebenalkaloids der Lobelia inflata. Arch. exper. Path. u. Pharmakol. **193**, 117 (1939).

— Ergänzende Bemerkungen zu meiner Arbeit ,,Untersuchungen über die spasmolytische Wirkung von Restalkaloiden aus der Lobelia inflata usw.'' Arch. exper. Path. u. Pharmakol. **193**, 256 (1943).

RINGER, A.: Über eine neue chemische Reaktion auf Lobelin. Pharmazie 8, 220 (1953).

RÖNNBERG, W.: Über die Wirkung des Lobelins auf den tierischen Organismus. Inaug.-Diss. Rostock 1880.

v. ROSEN, H.: Chemische und pharmakologische Untersuchungen über die Lobelia nicotianae-folia. Inaug.-Diss. Dorpat 1886.

ROTOR, A. B., A. J. DAMIAN and G. F. AUSTRIA: Measurement of Circulation Time with Lobeline. Acta med. Philipp. **2**, 431 (1941).

RUPPERT, H.: Über eine tachyphylaktische Wirkung von Isolobinin und Nikotin am Zentralnervensystem. Arch. exper. Path. u. Pharmakol. **199**, 497 (1942).

RUSS, J. D., and R. A. STRONG: Resuscitation of the Asphyxiated Newborn Infant. Amer. J. Dis. Childr. **61**, 1 (1941).

v. SAALFELD, E.: Untersuchungen über das Hacheln bei Tauben. Z. vergl. Physiol. **23**, 727 (1936).

SAITO, M.: Über die Beeinflussung der atmungsanregenden Wirkung von Lobelin durch Hexeton. Kyoto Iguku Zashi (jap.) **24**, 69 (1927).

SAKUSSOW, W. W., JUN.: Über die Wirkung des Lobelins auf den Blutzirkulationsapparat. Arch. exper. Path. u. Pharmakol. **133**, 284 (1928).

— Über vergleichende physiologische Prüfung der Alkaloide aus der Lobelinreihe. Arch. exper. Path. u. Pharmakol. **176**, 468, 1934.

SALAMA, S., and S. WRIGHT: Influence of Various Drugs on the Action of Curare on the Central Nervous System of the Cat. Brit. J. Pharmacol. **7**, 14 (1952).

SAMAAN, A., and G. STELLA: The Stimulating Action of Nicotine and Cyanide on the Chemical Receptors of the Carotid Sinus. J. of Physiol. **85**, 7 P (1935).

SCHEUING, G., u. L. WINTERHALDER: Verfahren zur Darstellung von Lobelia-Alkaloiden, D. R. P. Nr. 532535, 20. 8. 1931.

— — Eine Synthese der Lobelia-Alkaloide. Annal. Chem. **473**, 126 (1929).

SCHKAWERA, G. L., u. A. I. KUSNETZOW: Versuche an isolierten Nebennieren. Z. exper. Med. **38**, 37 (1923b).

SCHMID, E., u. H.-G. KNAUFF: Untersuchungen am ermüdeten und gelähmten oberen Cervicalganglion. Die Wirkung von Nicotin, Anabasin, Cytisin und Lobelin. Arch. exper. Path. u. Pharmakol. **222**, 330 (1954).

SCHMIDT, C. F.: Carotid Sinus Reflexes to Respiratory Center: I. Identification. Amer. J. Physiol. **102**, 94 (1932).

— Carotid Sinus Reflexes to Respiratory Center: II. Attempt to Evaluation. Amer. J. Physiol. **102**, 119 (1932).

— and J. H. COMROE JUN.: Functions of the Carotid and Aortic Bodies. Physiol. Rev. **20**, 115 (1940).

SCHNEIDER, J. A., and F. F. YONKMAN: Species Differences in the Respiratory and Cardiovascular Response to Serotonin (5-Hydroxytryptamine). J. Pharmacol. a. exper. Ther., **111**, 84 (1954).

SCHOEN, R.: Untersuchungen über die zerebrale Innervation der Atmung. I. Mitteilung: Atmung nach Exstirpation übergeordneter Hirnteile und Angriffsorte erregender und lähmender Mittel, insbesondere des Morphins. Arch. exper. Path. u. Pharmakol. **135**, 155 (1928a).

— Untersuchungen über die zerebrale Innervation der Atmung. II. Mitteilung: Über periodische Atmung und Apnoe. Arch. exper. Path. u. Pharmakol. **138**, 339 (1928 b).

— u. E. DERRA: Über zerebrale Angriffsorte des α-Lobelins. Arch. exper. Path. u. Pharmakol. **133**, 257 (1928).

— u. J. HEMPEL: Über schlaffe und gespannte Apnoe. Weitere Beobachtungen über Änderungen der Tonuslage der Atmungsmuskulatur. Arch. exper. Path. u. Pharmakol. **171**, 403 (1933).

— u. N. KAUBISCH: Die Wirkung zentral erregender Mittel auf den respiratorischen Stoffwechsel. Dtsch. Arch. klin. Med. **150**, 251 (1926).

Schöpf, C., u. G. Lehmann: Verfahren zur Darstellung von Lobelanin und verwandten Verbindungen. D. R. P. Nr. 598823, 31. 5. 1934.
— — Die Synthese des Tropinons, Pseudopelletierins, Lobelanins und verwandter Alkaloide unter physiologischen Bedingungen. Ann. Chem. 518, 1 (1935).
Schreus, H. T.: Wesen und Behandlung der Urticaria. Ther. Gegenw. 1928 a, 540.
— Neue Ergebnisse der Urtikariaforschung und -behandlung. Münch. med. Wschr. 1928 b, 340.
Schübel, K., u. W. Gehlen: Vergleichende Untersuchungen über atmungserregende Pharmaka am morphinvergifteten Kaninchen. Arch. exper. Path. u. Pharmakol. 133, 295 (1928).
Schwartz, A.: Action stimulante de la lobéline dans les états dépressifs du centre respiratoire consécutifs à la narcose au chloroforme. C. r. Soc. biol. (Paris) 95, 693 (1926).
— Le degré de toléránce des souris chloroformées pour la lobéline. C. r. Soc. biol. (Paris) 96, 648 (1927 a).
— Effets généraux de la lobéline sur les centres nerveux de la souris. C. r. Soc. biol. (Paris) 96, 654 (1927 b).
— et F. Schmid: Variations de la réserve alcaline et du chlore globulaire en fonction de la ventilation pulmonaire. C. r. Soc. biol. (Paris) 99, 856 (1928).
Schweitzer, A., and S. Wright: Action of Neostigmine and Acetylcholine on Respiration. Quart. J. Exper. Physiol. 28, 33 (1938).
Schwenk, G.: Über den Einfluß des kristallisierten Lobelins auf die Atmung. Inaug.-Diss. Freiburg i. Br. 1920.
Siegmund, G.: Die Wirkung des Lobelins auf die Kreislauforgane. Inaug. Diss. Jena 1923.
Smith, R. G.: The Sequence of Events in the Excitation of the Respiratory Center by Caffeine and Some Other Stimulants. J. Pharmacol. a. Exper Ther. 33, 147 (1928).
Snapp, F. E., J. H. Ivy and H. F. Adler: The Effect of Various Stimulant Drugs on Dogs Made Apneic by Anoxia. Federat. Proc. 6, 206 (1947).
Sollmann, T., and W. F. von Oettingen: Proc. Soc. Exper. Biol. a. Med. 25, 692 (1928).
Sordie, F.: Determinazione del tempo di circolazione nel bambino con il metodo della lobelina. Riforma med. 1941, 1230.
Stanojević, L.: Die Bestimmung der Kreislaufzeit mit Lobelin. Z. Kreislaufforsch. 30, 521 (1938).
— Sur la détermination de la vitesse circulatoire par la lobéline. Presse méd. 1949, 1135.
— et B. Djordjevitch: Sur la détermination du temps de circulation par la lobéline. C. r. Soc. biol. (Paris) 127, 1362 (1938).
Stenzl, H.: Die Alkaloide der Lobelia inflata. Pharmaz. Z.-halle Dtschld. 1924, 730.
Steppuhn, O., u. W. Swereff: Zur Wertbestimmung der Lobelia inflata. Arch. exper. Path. u. Pharmakol. 141, 116 (1929).
Stewart, J. N., and J. M. Rogoff: The Action of Drugs on the Output of Epinephrine form the Adrenals. J. Pharmacol. a. Exper. Ther. 13, 183 (1919).
Svenska Farmakopén: Lobelini hydrochloridum; Lobelinhydroklorid, Svenska Farmakopén 1946, Ed. XI, S. 368. Stockholm: Sveriges läkarförbunds förlagsaktiebolag 1946.
Teplow, I. T., u. W. G. Schor, (И. Т. Теплов u. В. Г. Шор): О графическом методе определения выстроты круговорота крови при помощу лобелина. (Zur graphischen Untersuchung der Schnelligkeit des Blutumlaufs mit der Lobelin-Methode. Ter. Arch.(Russ.) 12, 57 (1935).
Testoni, P.: Wirkung des Lobelins auf das isolierte Froschherz. Arch. exper. Path. u. Pharmakol. 124, 202 (1927).
Thiel, K.: Experimentelle Untersuchungen über die akute Kohlenoxydvergiftung und ihre Behandlung. I. Die akute CO-Vergiftung. Z. exper. Med. 88, 207 (1933 a).
— Experimentelle Untersuchungen über die akute Kohlenoxydvergiftung und ihre Behandlung. II. Die Inhalationstherapie mit Sauerstoff und Sauerstoffkohlensäuregemischen. Z. exper. Med. 88, 233 (1933 b).
— Experimentelle Untersuchungen über die akute Kohlenoxydvergiftung und ihre Behandlung. III. Die medikamentöse Therapie der akuten CO-Vergiftung. Z. exper. Med. 88, 255 (1933 c).
Thomä, O.: Über Isolobinin, ein neues Alkaloid aus Lobelia inflata. Ann. Chem. 540, 99 (1939).
Tiba, M.: Hyperglycaemic Action of Lobelin and the Suprarenal Glands. Tohoku J. Exper. Med. 33, 107 (1938).
Tiefensee, K.: Pharmakologische Studien an der Bronchialmuskulatur. Arch. exper. Path. u. Pharmakol. 139, 129 (1929).
Tiemann, F.: Über das Atemzentrum lähmende und erregende Substanzen. Arch. exper. Path. u. Pharmakol. 135, 213 (1928).
Tondeur, R., et R. Charlier: Alcaloïdes du lobélia giberroa (Hemsl.). Extraction et étude pharmacologique. Arch. internat. Pharmacodynamie 83, 91 (1950).
Trendelenburg, P.: Physiologische und pharmakologische Untersuchungen an der isolierten Bronchialmuskulatur. Arch. exper. Path. u. Pharmakol. 69, 79 (1912).

TRIMARCHI, E.: Sul metodo della lobelina per la misura della velocità circolatoria. Riforma med. **1938**, 1407.
— e S. CRISAFULLI: Ulteriori indagini sul metodo della lobelina per la determinizione della velocità circolatoria. Riforma med. **1939**, 1715.
TOURNADE, A.: Les capsules surrénales, in Traité de physiologie normale et pathologique, Bd. 4, S. 457. Paris 1928.
— et G. SÉVENET, J. MALMÉJAC: La syncope lobélinochloroformique. Les causes présumées de son inconstance. C. r. Soc. biol. (Paris) **98**, 652 (1928).
TSCHERKESS, A. I., u. W. F. MELNIKOWA (А. И. Черкес, и. В. Ф. Мелыникова): Экспериментальные данные к патологий и терапий отравления окисью углерода. - V. Терапевтчческое значение лобелина при CO-интоксикаций. (Experimentelle Gegebenheiten zur Pathologie und Therapie der Vergiftung mit Kohlenoxyd. V. Die therapeutische Bedeutung von Lobelin bei der Vergiftung mit CO). Trudi ukrain. Inst. Pat. i Gig. Truda (Russ.) **6**, 68 (1928).
TU, T.: Über die Wirkung von Exzitantien auf Atemmechanik und Gaswechsel des normalen Menschen. Arch. exper. Path. u. Pharmakol. **125**, 1 (1927).
UFFELIE, O. F.: Lobelinebepaling in herba en tinctura lobeliae (Lobelinbestimmung in Herba und Tinctura Lobeliae). Pharmaceut. Wbl. (Amsterdam) **1946**, 41
UTASHIRO, S.: Respiratory Action of Lobeline. Nagoya Igakkai Zasshi **54**, 603 (1941); ref. Chem. Abstr. **1948**, 684.
VANDERKLEED, C. E., and G. E. E'WE: J. Amer. Pharm. Assoc. **5**, 137 (1916).
VARÉ, C.: Contribution à l'étude du chlorhydrate du lobéline. Dissertation Montpellier 1934.
VELASQUEZ, L.: Die blutdrucksteigernde Wirkung des Lobelins, Medicina **9**, 292 (1941).
VELO, C. A.: Ricerche intorno all'azione della lobelina sul vomito da morfina. Atti Soc. Med.-chir. **1926**, 5.
VILLARET, M., L. JUSTIN-BESANÇON et R. CACHÉRA: Recherches sur les dérivés de la choline. L'apnée cholinique. Action de l'adrénaline, de l'atropine, de la lobéline. C. r. Soc. biol. (Paris) **103**, 771 (1930).
VOGEL, W.: Die Beeinflussung der experimentellen Fettembolie durch Arzneimittel. Dtsch. Z. Chir. **236**, 269 (1932).
VOLGIN, O., u. L. STANOJEVIČ: Vergleichende Untersuchungen der Bilirubinämie und Kreislaufzeit bei Dekompensation des Herzens. Klin. Wschr. **1938**, 569
— — u. B. DJORDJEVIČ: Bestimmung der Geschwindigkeit des Blutumlaufes mittels Lobelin. Med. Pregl. **1936**, Nr. 5.
WADA, H.: Experimental Studies in Treatment of Bites of Snakes (Agkistrodon Blomhoffi Boie), Jap. Med. World **7**, 35 (1927); ref. Ber. Physiol. **42**, 384 (1927).
WALBAUM, H.: Zur Beurteilung des Lobelin. hydrochloric. cryst. Ingelheim, Arch. exper. Path. u. Pharmakol. **116**, 1 (1926).
WALTZ, H., u. R. TAUGNER: Über die Wirkung der Analeptika bei Atmungslähmung durch Erstickung und Entblutung. Arch. exper. Path. u. Pharmakol. **217**, 264 (1953).
WARNANT, K.: Recherches pharmacologiques sur les muscles bronchiques du poumon normal et sensibilisé. C. r. Soc. biol. (Paris) **101**, 491 (1929).
— Recherches pharmacologiques sur le muscle bronchique des poumons isolés du cobaye normal et sensibilisé. Arch. internat. Pharmacodynamie **37**, 61 (1930).
WARNAT, K.: Synthetische lobelinähnliche Analeptika, Festschrift für EMIL BARELL, S. 255. Basel 1936.
WEGER, P.: Influence de la yohimbine et de l'ergotamine sur l'action de la lobéline sur la tension artérielle. C. r. Soc. biol. (Paris) **96**, 801 (1927).
WICK, H.: Die Wirkung von Lobelin auf die Bronchien des Hundes. Persönliche Mitteilung 1949.
WIELAND, H.: Über die Alkaloide der Lobelia-Pflanze. I. (Vorläufige Mitteilung). Ber. dtsch. chem. Ges. **54**, 1784 (1921).
— Verfahren zur Darstellung von Lobelia-Alkaloiden, deren Derivaten und verwandter Verbindungen. Österr. Patent Nr. 117607, 13. 9. 1928.
— Process for preparing lobelia alkaloids, their derivatives and allied compounds. U. S.-Patent Nr. 1946345, 24. 6. 1929 a.
— Process for the separation of the optically active isomers of lobelia alkaloids, their derivatives, and allied compounds. U. S. Patent Nr. 1915174, 24. 6. 1929 b.
— u. O. DRAGENDORFF: Die Konstitution der Lobelia-Alkaloide. Ann. Chem. **473**, 83 (1929)
— u. I. DRISHAUS: Synthesen der Lobelia-Alkaloide. Ann. Chem. **473**, 102 (1929).
— u. M. ISHIMASA: Über Lobinin, ein neues Alkaloid der Lobelia-Pflanzen. Ann. Chem. **491**, 14 (1931).
— W. KOSCHARA u. E. DANE: Über einige Begleitbasen des Lobelins und über die gegenseitigen Beziehungen der Lobelia-Alkaloide. Ann. Chem. **473**, 118 (1929).
— — — J. RENZ, W. SCHWARTZE u. W. LINDE: Über die Nebenalkaloide von Lobelia inflata. Ann. Chem. **540**, 103 (1939).

WIELAND, H., C. SCHÖPF u. W. HERMSEN: Die Lobelia-Alkaloide. II. Ann. Chem. **444**, 40 (1925).
WIELAND, HERMANN: Pharmakologische Untersuchungen am Atemzentrum. Arch. exper. Path. u. Pharmakol. **79**, 1 (1915).
— u. R. MAYER: Pharmakologische Untersuchungen am Atemzentrum. II. Die Beeinflussung des narkotisierten oder morphinisierten Atemzentrums durch Lobelin und zwei weitere Lobeliaalkaloide. Beobachtungen über die Kreislaufwirkung des Lobelins. Arch. exper. Path. u. Pharmakol. **92**, 195 (1922).
— u. B. BEHRENS: Pharmakologische Untersuchungen am Atemzentrum. III. Mitteilung. Die Wirkung des Lobelins bei der Inhalationsnarkose. Z. exper. Med. **56**, 454 (1927).
— u. R. L. MAYER: Der Anteil der Kohlensäure an der Wirkung der Hirnkrampfgifte. Arch. exper. Path. u. Pharmakol. **95**, 5 (1922 b).
WHITEHEAD, R. W., and D. ELLIOTT: Electrocardiographic Studies of the Action of Alpha-Lobelin and Epinephrin on the Mammalian Heart. J. Pharmacol. a. Exper. Ther. **31**, 145 (1927).
WILBURNE, M.: The Effect of Posture on the Velocity of Blood Flow from Arm to Tongue. Amer. Heart J. **24**, 816 (1942).
WILSON, R. A.: The Treatment of Asphyxia Neonatorum by the Injection of Alpha-Lobeline into the Umbilical Vein. Amer. J. Obstetr. **16**, 379 (1928).
— and M. A. TORREY: Effects of Alpha-Lobelin on Respiration. An experimental Study. Amer. J. Surg. N. S. **23**, 426 (1934).
— — and K. S. JOHNSON: The Initiation of Respiration in Asphyxia Neonatorum. A Clinical and Experimental Study Incorporating Fetal Blood Analyses. Surg. etc. **1937 a**, 601.
— — — The Initiation of Respiration in Asphyxia Neonatorum. Proc. Roy. Soc. Med. **30**, 61 (1937 b).
WINTERSTEIN, H.: Pflügers Arch. **138**, 167 (1911).
— Die Atmung als chemischer Regulator. Naturwiss. **40**, 427 (1953).
— Über die Erregbarkeit der Atmungszentren. Kurze Mitteilung. Pflügers Arch. **259**, 241 (1954).
— u. N. GÖKHAN: Chemoreceptoren-Reizstoffe und Blut-Hirn-Schranke. Arch. exper. Path. u. Pharmakol. **219**, 192 (1953 a).
— — Das Wesen der Ammoniumchlorid-Acidose. Pflügers Arch. **256**, 85 (1952).
— — Ammoniumchlorid-Acidose und Reaktionstheorie der Atmungsregulation. Arch. internat. Pharmacodynamie **93**, 212 (1953 b).
WITZLEB, E.: Über die Erregung der Presso- und Chemoreceptoren in der Carotissinusregion durch l-Adrenalin und l-Noradrenalin. Pflügers Arch. **257**, 244 (1953).
WOKER, G.: Die Chemie der natürlichen Alkaloide, 2. Hälfte, S. 206 ff. Alkaloide mit 2 freien α-ständigen Seitenketten. Stuttgart: Ferdinand Enke 1954.
WOLTSCHEFF, N.: Ekzembehandlung mit Lobelin. Med. Pregl. **1**, 328 (1941).
WRIGHT, S., and F. R. CURTIS: Respiratory Action of Lobeline in the Dog. Lancet **1929 I**, 439.
ZOTTERMAN, Y.: A Note on the Action of Lobeline, Nicotine and Acetylcholine on the Afferent Nerves of the Tongue. Acta physiol. scand. (Stockh.) **8**, 377 (1944).
ZUPANCIC, A. O.: The Mode of Action of Acetylcholine. Mode of Action of Biologically Active Substances. Acta physiol. scand. (Stockh.) **29**, 63 (1953).

Namen- und Sachverzeichnis.

Eingeklammerte Seitenzahlen beziehen sich auf das Literaturverzeichnis. Fette Zahlen bezeichnen die ausführliche Behandlung eines Gegenstandes im Text.